リハビリテーション医療における安全管理・推進のためのガイドライン

第2版

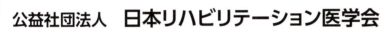

公益社団法人　日本リハビリテーション医学会
リハビリテーション医療における安全管理・推進のためのガイドライン策定委員会　編

診断と治療社

発刊に寄せて

　リハビリテーション医療における安全管理・推進のための本ガイドラインの初版が発刊されたのは 2006 年のことです．厚生労働科学研究費補助金による「リハビリテーションにおける安全管理に関する全国実態調査（里宇明元先生，他）」の結果分析に文献的考察等を加える形で，日本リハビリテーション医学会関連専門職委員会を中核とした日本リハビリテーション医学会リハビリテーション医療における安全管理・推進のためのガイドライン策定委員会（前田眞治委員長）が作成を担当し，完成に至りました．

　私自身も，委員のひとりとして策定にかかわりました．全国各地の病院の協力を得て，各施設の安全管理対策マニュアル等を取り寄せて読み込む作業や，文献収集等を分担して行ったことが思い出されます．

　ガイドラインと銘打ってはいましたが，当時はエビデンスに基づいた調査や研究についての十分な認識をもって，詳細な検討が行えたわけではありません．したがって，現在の基準からみれば診療ガイドラインとよべるレベルには相当せず，マニュアルや指針と命名するのが適当だったのかもしれません．

　一方，それまでになかった類の書籍であり，臨床場面ではわかりやすい目安となっていたようでもあり，増刷を重ねてそれなりの冊数が販売されたと聞いています．とはいえ，発刊からすでに 10 年以上が経過し，また安全管理がますます重要視される世の中となった今，新たな指針が求められていると考えます．

　2015 年度の診療ガイドラインコア委員会において，日本リハビリテーション医学会における今後のガイドライン策定に関する活動計画を検討しました．その結果，内容の重要性と前回発刊からの期間等を考慮して，まずは安全管理に関するガイドラインの改訂を行うことに決定しました．策定委員会の委員長として宮越浩一先生に就任をお願いし，本格的な活動を開始したのが 2016 年度でした．

　リハビリテーション医療においては，安全管理上の観点等から，リハビリテーション治療を実施しないという判断をせざるを得ない場面はあるでしょう．その一方で，われわれは，実施しないことによる危険性についても十分考慮すべき立場にあると考えます．

　昔の古きおおらかな時代を知る者にとっては，医療に限らず，安全管理やコンプライアンスが重視され，何か問題が発生すると厳しい目に晒される現代は，やりにくさや息苦しさを感じることもあります．しかし，患者・利用者の側に立てば，安全で効果的なリハビリテーション医療を提供してほしいと願うのは当然です．ガイドラインでは標準的な考え方を示すことはできますが，リハビリテーション医療でかかわる患者は多種多様であり，最終的には個別の判断が重要となってきます．本ガイドラインが医療者と患者の双方にとって有用なものとなることを期待いたします．

2018 年 9 月

日本リハビリテーション医学会
診療ガイドラインコア委員会
委員長　高岡　徹

序　文

　リハビリテーション医療における安全管理・推進のためのガイドライン（以下，本ガイドライン）の初版は2006年に刊行されました．「医療安全」というキーワードが注目され始めたのは1999〜2000年頃であり，当時は画期的なものであったと考えられます．このガイドラインは10年以上にわたってわが国のリハビリテーション医療における安全管理の指針として普及し，医療安全の文化を広めるために重要な役割を果たしてきました．

　この10年の間に，医療における安全管理の重要性の理解が広まり，社会からの要求レベルも高まってきました．さらにガイドライン作成手法も進歩しております．このような背景から，本ガイドラインも改訂の必要性が生じてきました．このため，2016年に本ガイドライン改訂のために，本ガイドライン策定委員会が再結成されました．

　改訂にあたっては，可能な限り近年のガイドライン作成手法に近い方法をとることで，エビデンスに基づいた，臨床現場で使いやすいガイドラインとすることを目指しました．

　しかしながら医療安全に関するランダム化比較試験等の質の高い研究は数少なく，かつ医療機関内で生じた有害事象は論文等にされにくいという限界から，エビデンスは不十分となることが予想されていました．このため，関連する専門書やガイドライン等も参考として作成する方針としました．また，エビデンスの確実性や推奨の強さの設定方法も本ガイドライン策定委員会内のコンセンサスにより独自のものとしております．しかし策定委員会内のコンセンサスのみでは偏った意見が強くなる危険性があると考え，推奨文については，策定委員のみならず，数多くの専門家からのコメントと投票を取り入れることとしました．

　このようにして，現時点で到達できる最善のガイドラインを目指してきましたが，未熟な部分も多々あると考えております．今後も本ガイドラインを利用される皆様からのフィードバックをいただき，より質の高いガイドラインへと改訂が継続されていくことを期待しております．

　なお，本ガイドラインの使用にあたり，推奨の記載事項をそのまま個々の患者に適応することが最善の治療につながるとは限りません．リハビリテーション医療の対象となる患者の状態は多様であり，さらに医療機関の状況も様々であると考えられます．ガイドラインの推奨を適応することの「益」と「害」，患者の好みや負担，コストや職員負担等を総合的に考慮し，個別に最善の方法を選択する必要があります．

　本ガイドラインの改訂にあたり多大なご協力をいただいた，協力委員の皆様，初版策定委員会の皆様，執筆協力者の皆様，診断と治療社の皆様にこの場を借りてお礼を申し上げます．

　本ガイドラインがリハビリテーション医療の質と安全の向上に役立つものとなることを心から願っています．

2018年9月

日本リハビリテーション医学会
リハビリテーション医療における安全管理・推進のためのガイドライン策定委員会
委員長　宮越浩一

リハビリテーション医療における安全管理・推進のためのガイドライン 第2版
作成組織

■作成主体
日本リハビリテーション医学会

■診療ガイドラインコア委員会（ガイドライン統括委員会）
佐伯　覚　　産業医科大学リハビリテーション医学教室教授（担当理事）
帖佐悦男　　宮崎大学整形外科学教室教授（担当理事）
高岡　徹　　横浜市総合リハビリテーションセンター副センター長（委員長）

■リハビリテーション医療における安全管理・推進のためのガイドライン策定委員会（編集）
宮越浩一　　亀田総合病院リハビリテーション科部長（委員長）
川上寿一　　滋賀県立成人病センターリハビリテーション科科長
西田大輔　　慶應義塾大学医学部リハビリテーション医学教室助教
根本明宜　　横浜市立大学附属病院医療情報部部長
水沼直樹　　文京あさなぎ法律事務所（元亀田メディカルセンター）

■執筆協力者
永田智子　　島根県立中央病院リハビリテーション科部長
内山侑紀　　兵庫医科大学リハビリテーション医学助教

■協力委員
高橋哲也　　順天堂大学保健医療学部開設準備室特任教授（日本理学療法士協会）
村永信吾　　亀田メディカルセンターリハビリテーション事業管理部部長（日本理学療法士協会）
山本伸一　　山梨リハビリテーション病院リハビリテーション部副部長（日本作業療法士協会）
髙島千敬　　広島都市学園大学講師（日本作業療法士協会）
立石雅子　　目白大学保健医療学部言語聴覚学科教授（日本言語聴覚士協会）
長谷川賢一　東北文化学園大学医療福祉学部リハビリテーション学科言語聴覚学専攻教授（日本言語聴覚士協会）
大塚　博　　人間総合科学大学保健医療学部教授（日本義肢装具士協会）
坂井一浩　　人間総合科学大学保健医療学部教授（日本義肢装具士協会）
板倉喜子　　白山リハビリテーション病院副院長・看護部長（日本リハビリテーション看護学会）
粟生田友子　獨協医科大学看護学部教授（日本リハビリテーション看護学会）

■初版策定委員会からの協力者
前田眞治　　国際医療福祉大学大学院リハビリテーション学分野教授
里宇明元　　慶應義塾大学医学部リハビリテーション医学教室教授
椿原彰夫　　川崎医療福祉大学学長
渡邉　修　　東京慈恵会医科大学附属第三病院リハビリテーション科教授
高岡　徹　　横浜市総合リハビリテーションセンター副センター長

（敬称略，順不同）

目　次

発刊に寄せて ……………………………………………………………………………ii

序文 …………………………………………………………………………………………iii

作成組織 ……………………………………………………………………………………iv

本ガイドラインについて ……………………………………………………………viii

略語一覧 ……………………………………………………………………………………xv

第1章　安全管理総論

CQ1　リハビリテーション医療において安全管理はなぜ必要か？ ……………………2

CQ2　安全管理に関して施設の整備に何が必要か？ ………………………………5

CQ3　安全管理に関して職員の教育に何が必要か？ ………………………………7

CQ4　医療事故発生に際してどのように対応するか？ …………………………10

CQ5　安全管理のために参考となるガイドラインはあるか？ …………………12

CQ6　リハビリテーション医療における医療水準とは何か？ …………………15

CQ7　診療ガイドラインと裁判の傾向とはどのようなものか？ ………………17

CQ8　説明および同意の意義と診療録等の記録における注意点はどのようなものか？ ……20

第2章　運動負荷を伴う訓練を実施するための基準

運動負荷を伴う訓練を実施するための基準について ……………………………24

1.　血圧上昇・低下

CQ1　　血圧上昇・血圧低下がある場合に運動負荷を伴う訓練を行うか？ ………………25

2.　不整脈

CQ2-1　不整脈が生じている場合に運動負荷を伴う訓練を行うか？ ………………28

CQ2-2　訓練中に不整脈が生じた場合はどのようにするか？ ………………………28

3.　意識障害

CQ3-1　意識障害がある場合に運動負荷を伴う訓練を行うか？ ……………………32

CQ3-2　訓練中に意識障害が生じた場合はどのようにするか？ ……………………32

4.　呼吸異常

CQ4-1　呼吸状態が不良な場合に運動負荷を伴う訓練を行うか？ …………………35

CQ4-2　訓練中に呼吸状態が不良となった場合はどのようにするか？ ……………35

v

5. 胸痛

CQ5-1 胸痛がある場合に運動負荷を伴う訓練を行うか？ ……………………………… 38

CQ5-2 訓練中に胸痛が生じた場合はどのようにするか？ ………………………… 38

6. 筋骨格系の疼痛

CQ6 筋骨格系の疼痛がある場合に運動負荷を伴う訓練を行うか？ …………… 40

7. 頭痛

CQ7-1 頭痛がある場合に運動負荷を伴う訓練を行うか？ ……………………… 43

CQ7-2 訓練中に頭痛が生じた場合はどのようにするか？ ……………………… 43

8. 腹痛

CQ8 訓練中に腹痛が生じた場合はどのようにするか？ ………………………… 46

9. 嘔気・嘔吐

CQ9-1 嘔気・嘔吐がある場合に運動負荷を伴う訓練を行うか？ ……………… 48

CQ9-2 訓練中に嘔気・嘔吐が生じた場合はどのようにするか？ ……………… 48

10. めまい

CQ10-1 めまいがある場合に運動負荷を伴う訓練を行うか？ …………………… 50

CQ10-2 訓練中にめまいが生じた場合はどのようにするか？ …………………… 50

11. 痙攣

CQ11 訓練中に新たな痙攣が生じた場合はどのようにするか？ ……………… 53

12. そのほかの症状

CQ12-1 発熱している場合に運動負荷を伴う訓練を行うか？ …………………… 55

CQ12-2 浮腫がある場合はどのようにするか？ ………………………………… 57

第3章 安全対策

1. 転倒事故

CQ1-1 転倒対策はなぜ必要か？ ………………………………………………… 60

CQ1-2 転倒リスクのスクリーニングはどのように実施するか？ ……………… 63

CQ1-3 転倒対策にはどのような方法があるか？ ……………………………… 66

CQ1-4 訓練中に転倒が生じた場合はどのようにするか？ ……………………… 68

2. 窒息事故

CQ2-1 窒息対策はなぜ必要か？ ………………………………………………… 71

CQ2-2 窒息リスクのスクリーニングはどのように実施するか？ ……………… 74

CQ2-3　窒息対策にはどのような方法があるか？ ………………………………………… 77
CQ2-4　訓練中に窒息が生じた場合はどのようにするか？ ……………………………… 80

3. チューブ抜去
CQ3-1　チューブを使用している患者に対する安全対策はなぜ必要か？ ……………… 83
CQ3-2　チューブに関連した安全対策はどのようにするか？ …………………………… 83

4. 治療機器
CQ4-1　治療に関連した機器使用に対する安全対策はなぜ必要か？ …………………… 87
CQ4-2　治療に関連した機器使用について安全対策はどのようにするか？ …………… 87

5. 患者・部位の誤認
CQ5-1　患者や部位の誤認対策はなぜ必要か？ ……………………………………………… 91
CQ5-2　患者や部位の誤認対策はどのようにするか？ …………………………………… 91

6. 離院・離棟
CQ6-1　離院・離棟の対策はなぜ必要か？ ………………………………………………… 94
CQ6-2　離院・離棟の対策はどのようにするか？ ………………………………………… 94

第4章　感染対策
CQ1　感染対策はなぜ必要か？ …………………………………………………………… 100
CQ2　標準予防策はどのように実施するか？ ……………………………………………… 103
CQ3　特別な対策が必要な感染症や病原微生物はどのようなものがあるか？ ………… 106
CQ4　経路別感染予防策の方法はどのように実施するか？ ……………………………… 108

資料
・本ガイドライン初版　リハビリテーションの中止基準（参考資料）……………………… 112
・デルファイ投票 …………………………………………………………………………… 113

索引 ……………………………………………………………………………………………… 118

本ガイドラインについて

1. 目的

　リハビリテーション医療の対象となる疾患や外傷は多様であり，患者の全身状態も様々である．虚弱な患者も多く含まれ，有害事象が発生する危険性は高く，その影響は大きくなる可能性がある．有害事象の発生は，治療成績を不良とし，患者満足を損ない，医療職の負担を増す．

　他方で，高齢化の進行とともに，リハビリテーション医療の対象となる患者や利用者（以下，患者とする）は増加し，リハビリテーション医療を提供する医療施設や医療職も増加している．リハビリテーション医療の提供にあたり，安全管理のための一定の指針が求められる状況である．

　そこで日本リハビリテーション医学会では，リハビリテーション医療に関連して発生する可能性がある患者に対して不利益となる有害事象を予防し，そのような有害事象が発生した際の影響を最小限とすることで，リハビリテーション治療による治療効果を最大限にすることを目的に，本ガイドラインの改訂版を作成することとした．

　なお，本ガイドラインの記述内容はあくまでも一般論であり，個々の患者にこれを適用するか否かの最終判断は，リハビリテーションチームのリーダーである医師が行うべきである．本ガイドラインはその判断の一助となることを期待するものである．

2. 初版との関連

　リハビリテーション医療が安全かつ効果的に行われるために必要なシステムを関連職種の連携により構築することを目的に，2003年度からの3年間，厚生労働科学研究費補助金「医療の質及び医療安全体制の確保に関する研究」において研究事業が展開された．

　同時期の2004年に日本リハビリテーション医学会に診療ガイドライン委員会が設置され，この中に上記の厚生労働科学研究事業と連動する形で，「リハビリテーション医療における安全管理・推進のためのガイドライン策定委員会」が設けられた．さらにリハビリテーション医学・医療に携わるおもな専門職の学協会との共同作業として，リハビリテーション領域における安全管理およびリスク評価に関するこれまでの知見と今後の課題の整理，全国のリハビリテーション医療施設を対象とした安全管理に関する実態調査，リハビリテーション領域の特殊性をふまえたインシデント・アクシデントデータベースの作成とモニタリングが取り組まれてきた．以上の成果をふまえて「リハビリテーション医療における安全管理・推進のためのガイドライン」（以下，本ガイドライン初版）が2006年に作成された．

　2006年に初版が発刊されてから10年以上経過し，エビデンスに基づく医療の普及，ガイドライン作成手法の進歩，医療安全に関する関心の高まり，等があり，本ガイドライン初版を取り巻く環境も大きく変化した．

　このような背景から，日本リハビリテーション医学会・診療ガイドラインコア委員会により本ガイドライン初版の改訂が決定され，2016年にリハビリテーション医療における安全管理・推進のためのガイドライン策定委員会が再結成された．

3. 用語の定義

　本ガイドラインでは患者に不利益を生じる可能性がある事象の管理を対象としている．リハビリテーション医療に関連する可能性がある有害事象としては，「事故」と「合併症」が想定される．本ガイドラインの中で

は，このような事象をまとめて「有害事象」とした．また有害事象が生じる前の状態については「ヒヤリ・ハット」と表現した．

事故の中で「インシデント」と「アクシデント」とを使い分け，「インシデント」は患者に不利益を与えない程度のもの，「アクシデント」は患者に不利益を与えるものとしている文献や専門書もある．また，医療機関や医療職に過失がある場合には「医療過誤」と表現をして区別されている場合もある．本ガイドラインではこれらをまとめて「事故」と表現することとした．「インシデントレポート」については，この用語が一般的であるため，これを利用している．

4．内容

本ガイドラインで取り扱う内容としては，リハビリテーション医療を行うにおいて発生する可能性がある有害事象を予防し，有害事象が発生した際の影響を最小限とするために有効と思われる事項を対象とした．

リハビリテーション医療を行うにおいて，様々な有害事象の危険性がある．想定される有害事象としては，リハビリテーション医療の対象となっている疾患の増悪や再発，併存疾患の増悪，新規の疾患の急性発症，その他の症状やバイタルサインの変化等の医学的問題や，転倒や窒息等の事故，医療関連感染等があげられる．このためトピックとしては，以下の3項目があげられた．

1．運動負荷を伴う訓練を実施するための基準
2．医療事故対策
3．感染対策

運動負荷を伴う訓練を実施するための基準については，理学療法士・作業療法士・言語聴覚士による訓練を実施する際の有害事象対策について記述している．バイタルサイン等について具体的な数値を示している部分もあるが，これらはあくまでも目安であり，絶対的なものではない．施設ごとに安全かつ現実的な基準や対応方法について検討することが望ましい．また患者の状態は多様であるため，個々の患者の状態に応じて判断基準や対応方法を決定することが必要である．

その他の転倒や窒息等の医療事故対策については訓練中のみならず，入院中の患者の安全管理の観点で記述を行った．

5．対象とする患者および利用者

本ガイドラインが対象とする患者は，リハビリテーション医療を受ける成人患者とした．

本ガイドラインが対象とする施設としては，病院および診療所等の，医師が常駐する環境とした．

本ガイドラインの想定される利用者としては，リハビリテーション科医師およびリハビリテーション医療に関連する他科医師，理学療法士，作業療法士，言語聴覚士，看護師，義肢装具士，医療安全管理者，施設管理者，医療ソーシャルワーカー等とした．

6．作成過程

（1）作成組織

本ガイドラインの作成は，日本リハビリテーション医学会により「リハビリテーション医療における安全管理・推進のためのガイドライン策定委員会」が結成され，同策定委員会が作業を行った．

策定委員は，日本リハビリテーション医学会・リハビリテーション科専門医のみでなく，日本内科学会・総合内科専門医，日本整形外科学会・整形外科専門医，日本老年医学会・老年病専門医，日本神経学会・神経内科専門医等の認定を併せ持つ医師により構成した．安全管理という本ガイドラインの特性より，医療機関内の

医療安全管理委員の経験がある弁護士も策定委員に加わった．一部の臨床疑問（Clinical Question：CQ）については日本リハビリテーション医学会・リハビリテーション科専門医に執筆協力者として執筆を依頼した．

さらに本ガイドラインと関係する関連学協会から各2名の代表者が推薦され，協力委員として参加いただいた．

（2）作成の方法

①臨床疑問（Clinical Question：CQ）の設定

本ガイドラインは，運動負荷を伴う訓練を実施するための基準，医療事故対策，感染対策の3つのトピックから構成される．CQは，リハビリテーション医療の対象患者に生じる頻度が高い状態変化で臨床現場において判断に迷うものを想定して設定した．

「運動負荷を伴う訓練を実施するための基準」は，本ガイドライン初版における「リハビリテーションの中止基準」に該当するものである．本ガイドライン初版では，「積極的なリハビリテーションを実施しない場合」，「途中でリハビリテーションを中止する場合」とされていた．本ガイドラインでは，これらに対応するものとして，運動負荷を伴う訓練開始前の安静時，および運動負荷を伴う訓練開始後の運動負荷時の患者の状態に応じて，運動負荷を伴う訓練を安全に継続することが可能か，あるいは控えるべきかを判断する指針を記述することとした．

医療事故対策として，転倒・窒息等の事故に加えて，患者誤認等のヒューマンエラーもCQに加えることとした．

感染対策については，国内外から様々なガイドラインが刊行されている．CQの設定にあたっては，これらを参考とし，特にリハビリテーション医療と関連が深い部分をCQとした．

②文献検索と採用基準

リハビリテーション医療における安全管理に関する研究は少数であると予測された．このため文献検索にあたってはリハビリテーション医療に直接関連していない文献も対象とし，合併症や医療事故，医療関連感染に関連する文献を広い範囲で検索することとした．

文献の検索は医学中央雑誌およびPubMedを使用した．文献の検索範囲としては日本語と英語，対象期間は1990〜2016年とした．担当委員によるハンドサーチも追加で実施した．ハンドサーチには各分野の代表的な専門書も加えることとした．ハンドサーチについては2017年以降に発行されたものも含めることとした．

文献のタイトルや抄録から利用可能と思われる文献を収集し，全文を読み内容を吟味した．各CQと関連の深い文献を採用し，エビデンス評価の対象とした．なお，法律分野や医療安全総論に関するCQに関しては，性質上，エビデンス評価等に馴染まないため，この文献検索の方法ではなく，ハンドサーチによって参考資料を検索した．

③エビデンス総体の評価と定義（エビデンスの確実性）

本来ガイドラインはPICO形式でデザインされたランダム化比較試験の結果を重視してエビデンスとするべきである．PICO形式は，患者（Patient），介入（Intervention），比較（Comparison），アウトカム（Outcome）から構成される．

しかし医療安全に関する研究は，介入と比較群を分けることが倫理的に望ましくない場合も多く，PICO形式のデザインに則った文献は少数であることが想定された．さらに，有害事象の報告は医療機関にとって不名誉と感じられることもあり，文献等の形式で報告されない傾向があると予想される．これは重大なパブリケー

表1　エビデンス総体の評価と定義（エビデンスの確実性）

A（強）	効果の推定値に強く確信がある
B（中）	効果の推定値に中等度の確信がある
C（弱）	効果の推定値に対する確信は限定的である
D（とても弱い）	効果の推定値がほとんど確信できない

表2　推奨グレード

1	行うことを推奨する/行わないことを推奨する（強い推奨）
2	行うことを提案する/行わないことを提案する（弱い推奨）

ションバイアスとなる危険性がある．これらのことから本ガイドラインのエビデンスを文献のみから収集することは困難であることがガイドライン策定委員会の活動開始当初から予測されていた．このため，PICO形式のランダム化比較試験のみでなく，非ランダム化比較試験や観察研究，各分野における代表的な専門書，既存のガイドライン等も参考とする文献に加えた．専門書やガイドラインの内容はエビデンスとしてではなく，解説として記述することとした．

エビデンスの確実性は，Minds診療ガイドライン作成の手引き2014を参考に設定した．ここではバイアスのリスク，非一貫性，非直接性，不正確さ，効果の大きさを吟味した．これらの情報を統合したエビデンス総体により，エビデンスの確実性をA（強），B（中），C（弱），D（とても弱い）と4段階に分類した（**表1**）．

CQに対する直接性が高いランダム化比較試験，システマティックレビュー，メタ解析があればエビデンスの確実性A（強）とした．一般的な観察研究ではエビデンスの確実性C（弱）とした．ただし，本ガイドラインにおいては，質が高い観察研究が複数あり，それらの示唆する内容に矛盾がなく，ガイドライン策定委員会でのコンセンサスが得られた場合にはエビデンスの確実性をB（中）とすることとした．総説論文に記載されたエキスパートオピニオンや，CQに対する直接性が低いものはエビデンスの確実性D（とても弱い）とした．

信頼性が高いと考えられるガイドラインにて，エビデンスに基づく推奨がなされている場合には，エビデンスの確実性B（中）とした．エビデンスに基づかない，専門家のコンセンサスによる推奨がなされている場合では，エビデンスの確実性C（弱）とした．

なお，法律分野や医療安全総論に関するCQに関しては，性質上，エビデンス評価等に馴染まないため，エビデンス評価の手順を踏まず，CQに対する「回答」という形で記述を行うこととした．

④推奨作成

推奨グレードの決定は，エビデンス総体によるエビデンスの確実性と効果の大きさ，益と害のバランスを吟味して決定した．この際に，患者の価値観や好み，コストや資源等の臨床上の適応性も考慮した．これらを総合的に判断し，「1. 強い推奨」と「2. 弱い推奨（提案）」の2つから選択することとした（**表2**）．

推奨を設定することが困難と考えられる総論的な記述については，推奨とせず「回答」とし一般的な記述を行った．

推奨の決定および推奨文作成にあたっては，議論に影響を与えるバンドワゴン効果やハロー効果を回避するため，担当する委員が単独で作成し，次いで策定委員会やメール審議にて討論，その結果をふまえて担当する委員が単独で修正することとした．

⑤投票

作成された推奨文の草案は，本ガイドライン策定委員会委員，担当理事，執筆協力者，協力委員，本ガイドライン初版策定委員（承諾を得られた方のみ）から構成されるパネル委員に郵送または電子メールにて送付され，デルファイ法による投票を実施した．パネル委員のメンバーは，医師，理学療法士，作業療法士，言語聴覚士，義肢装具士，看護師，弁護士の 25 名により構成され，以下の手順にて実施した．

・第 1 回投票

パネル委員にガイドライン草案を郵送する．

推奨文・回答文の記述に対してどの程度同意できるか，以下の点数で評価を行う．

1 点（完全に非同意）〜9 点（完全同意）

専門分野ではない，その他判断が困難な場合には棄権も可能とする．

投票結果やコメントは各執筆者にフィードバックされ，それに応じて推奨文・回答文の修正やコメントに対する回答を行う．第 1 回の投票にて十分な一致と同意が得られた推奨文・回答文については修正した草案を採用する．

一致率の算出は RAND/UCLA の提唱する方法に従って実施した．

http://www.rand.org/content/dam/rand/pubs/monograph_reports/2011/MR1269.pdf

ここでは Disagreement Index が 1 を超える場合には結果の不一致があると判定される．

第 1 回の投票で十分な一致や同意が得られなかった推奨文・回答文については必要に応じて修正を行った後に，第 2 回の投票を行うこととする．

・第 2 回投票

投票結果やコメントは各担当者にフィードバックされ，それに応じて推奨文・回答文の修正やコメントに対する回答を行う．

投票結果および修正された原稿をパネル委員に再送し，再度投票を行う．

・最終判定

再投票結果の中央値により，推奨文・回答文に対する同意の程度を以下のように評価する．

1〜3 点（不適切）

4〜6 点（不確定）

7〜9 点（適切）

・投票結果

第 1 回投票結果を巻末資料に示した．第 1 回投票にて，いずれの推奨文・回答文も適切とされ，投票結果の不一致も生じていなかった．

このため，第 2 回投票は発生せず，第 1 回の投票のみで草案は採用となった．

7．外部評価

すべての CQ および推奨文・回答文草案を日本リハビリテーション医学会のウェブサイトで公開し，日本リハビリテーション医学会の会員からパブリックコメントを募集した．それぞれのコメントにつき，修正の必要性や修正内容について策定委員会にて検討を行い，最終化へ進めた．

公開後にも利用者からのフィードバックを受け，次回改訂時の参考とする予定である．

8．資金

本ガイドライン作成のための資金は，日本リハビリテーション医学会が負担した．書式の詳細等に関する編集会議費用については，書籍の発行を担当する診断と治療社が負担した．これらの資金提供者の意向は，推奨の決定に対して影響を与えていない．

9．利益相反（Conflict of Interest：COI）

作成にかかわった策定委員や協力者は，日本リハビリテーション医学会の規定に則った利益相反に関する報告書を提出している．ここでは推奨に影響を与える可能性がある COI はみられなかった．

また，担当者の選定にあたっては，アカデミック COI にも配慮した．

10．改訂版の予定

本ガイドライン発行後も，ガイドライン統括委員会である日本リハビリテーション医学会・診療ガイドラインコア委員会は活動を継続する．利用者からのフィードバックを蓄積し，新たなエビデンスや社会からの要請に対応してその内容を再検討する．5 年を目処に更新することを計画する．

11．利用にあたっての注意点

本ガイドラインは現時点で利用可能なエビデンスや，専門家のコンセンサスに基づいて作成された安全管理の指針であり，実際の診療現場における医療職の裁量を拘束するものではない．個々の患者に対してどのように適応するかについては，担当する医療職の専門的知見に基づいて判断することが期待される．

本ガイドラインを実際に利用するにあたっては，施設ごとの特性に応じた配慮が必要である．急性期，回復期，生活期といったリハビリテーション医療の時期，病院や診療所といった環境等により，医師の配置や専門性が異なり，利用できる物品等の医療資源にも差があることが想定される．このため，施設ごとに提供できるリハビリテーション医療の内容や，関連する有害事象に対する対応能力にも相違があると考えられる．

本ガイドラインは医師配置や物品が十分である医療機関を想定して作成している．このため，施設ごとに現実的な対応方法を検討することが必要である．施設ごとの対応の検討においては，リハビリテーション医療の対象となる疾患や治療内容に精通するリハビリテーション科専門医がかかわることが望まれる．

また，整形外科疾患，循環器疾患，呼吸器疾患，がん患者については，関連する学会より診療ガイドラインが刊行されている．リハビリテーション医療を行うにおいて，各診療ガイドラインも参照することが必要である．

本ガイドラインは安全管理に関する指針を記述したものであるが，これに従えば患者の安全が確実に保証され，最善のリハビリテーション医療が行えるというものではない．リハビリテーション治療は医師による適切な処方箋や指示に基づいて実施されるべきものである．リハビリテーション処方をする医師は個々の患者の状況に応じてリハビリテーション医療の目的を明確にし，得られる「益」と想定される「害」のバランスを考慮して，総合的な判断の下に処方箋を発行することが求められる．そして患者の状態は変化を伴うことがあるため，それに応じて追加の処方箋を発行することや，指示を追加・変更することも必要である．療法士においても，最新の処方箋や指示の内容を把握し，それに基づいた訓練を実施することが求められる．処方や指示内容に疑義がある場合には速やかに処方箋を発行した医師に確認をとり，必要に応じて修正を求めるべきである．安全なリハビリテーションを提供するためには，良好なチームが形成されるためのシステム構築や，組織の風土形成も必要である．

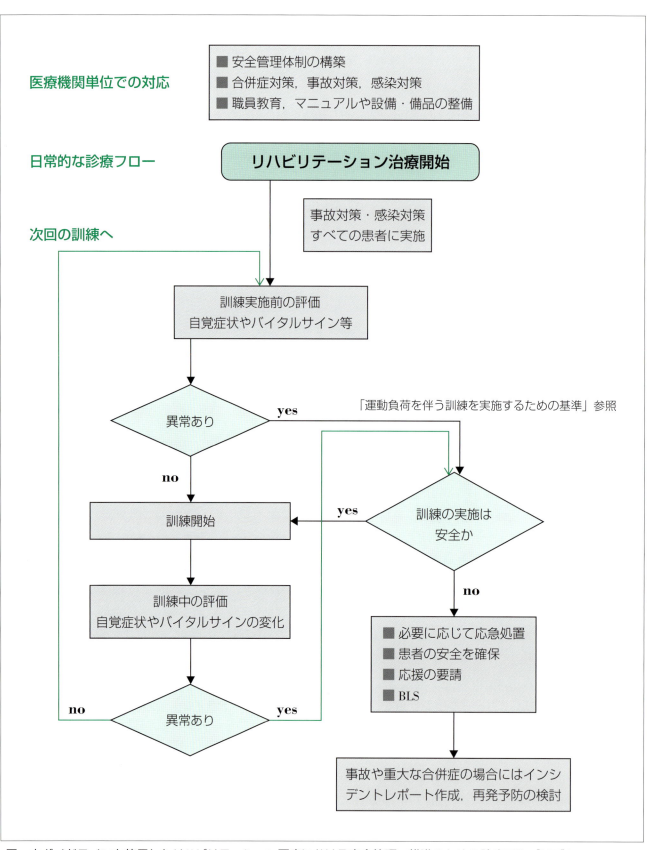

図　本ガイドラインを使用したリハビリテーション医療における安全管理・推進のための診療アルゴリズム

略語一覧

略語	欧名	和名
ACC	American College of Cardiology	米国心臓病学会
ACLS	Advanced Cardiac Life Support	二次救命処置
ACS	Acute Coronary Syndrome	急性冠症候群
AED	Automated External Defibrillator	自動体外式除細動器
AHA	American Heart Association	米国心臓協会
AHRQ	Agency for Healthcare Research and Quality	米国医療研究品質庁
BLS	Basic Life Support	一次救命処置
CCU	Coronary Care Unit	―
CDC	Centers for Disease Control and Prevention	米国疾病予防管理センター
COPD	Chronic Obstructive Pulmonary Disease	慢性閉塞性肺疾患
CPF	Cough Peak Flow	咳の最大流速
CPR	Cardiopulmonary resuscitation	心肺蘇生法
CRPS	Complex Regional Pain Syndrome	複合性局所疼痛症候群
DSS	Dysphagia Severity Scale	摂食・嚥下障害の臨床的重症度
DVT	Deep Vein Thtonbosis	深部静脈血栓症
GCS	Glasgow Coma Scale	―
HD	Hazardous Drug	ハザードドラッグ
ICU	Intensive Care Unit	集中治療室
ICD	Implantable Cardioverter Defibrillator	植込み型除細動器
IPSG	International Patient Safety Goals	国際患者安全目標
ISLS	Immediate Stroke Life Support	―
JCI	Joint Commission International	―
JRC	Japan Resuscitation Council	日本蘇生協議会
MCI	Mild Cognitive Impairment	軽度認知障害
MERS	Middle East Respiratory Syndrome	中東呼吸器症候群
MFS	Morse Fall Scale	―
MRSA	Methicillin–Resistant Staphylococcus Aureus	メチシリン耐性黄色ブドウ球菌
NHS	National Health Service	―
NICE	National Institute for Health and Care Excellence	英国国立医療技術評価機構
NPPV	Noninvasive Positive Pressure Ventilation	非侵襲的陽圧換気療法
NPSA	National Patient Safety Agency	(英国) 国家患者安全局
NRLS	National Reporting and Learning System	(英国) 国立報告・学習システム
PCF	Peak Cough Flow	咳の最大流速
PCNV	Post–Chemotherapy Nausea and Vomiting	化学療法後の嘔気・嘔吐
PONV	Post–Operative Nausea and Vomiting	術後患者の嘔気・嘔吐
QI	Quality Indicator	医療の質を表す指標
RCA	Root Cause Analysis	根本原因分析
RCT	Randomized Controlled Trial	ランダム化比較試験
ROC 曲線	Receiver Operating Characteristic Curve	―
RRS	Rapid Response System	迅速対応システム
RSST	Repetitive Saliva Swallowing Test	反復唾液嚥下テスト
SARS	Severe Acute Respiratory Syndrome	重症急性呼吸器症候群
SINS	Spinal Instability Neoplastic Score	―
STRATIFY	St Thomas Risk Assessment Tools In Falling Elderly Inpatients	―
UDF	Universal design food	ユニバーサルデザインフード
VTE	Venous Thromboembolism	静脈血栓塞栓症
WHO	World Health Organization	世界保健機関

第1章　安全管理総論

I　安全管理総論

第 1 章　安全管理総論

cq1　リハビリテーション医療において安全管理はなぜ必要か？

回答

▶ リハビリテーション医療において有害事象，有害事象につながる可能性のあるヒヤリ・ハットは起きており，安全管理は必要である．

▶ リハビリテーション治療中の有害事象は患者にも病院にもよい結果をもたらさないため，安全管理を適切に行うことが求められる．

▶ 重大な有害事象を発生する前に対応することが必要であり，有害事象時の対処手順，報告手順を定めておくこと，その後の再発予防対策を適切に行うことが求められる．

解説

1. リハビリテーション医療における医療事故，インシデントの状況

　　本ガイドライン初版でリハビリテーション医学会研修施設の調査，日本言語聴覚士協会の調査が報告されている．その後の同様の調査としては全国回復期リハビリテーション病棟連絡協議会(現，回復期リハビリテーション病棟協会) による調査，いくつかの病院での報告がある．また日本医療機能評価機構が行っている医療事故情報収集等事業で収集されたインシデント，事故報告のうちリハビリテーションに関連するものが 2007 年 10 月から 2008 年 9 月までの 1 年間について報告されている．

　　2004 年に日本リハビリテーション医学会研修施設を調査対象として安全管理に関する全国実態調査を行い，本ガイドライン初版で資料として提示されている．病院あたり年間平均 5.4 件の事故報告があり，インシデントが平均 70.9 件報告され，死亡事故が全体で 4 件起きていたと報告している．訓練室では転倒・転落が，病棟では転倒・転落および誤薬が上位を占めており，痙攣発作，誤嚥，血圧低下，低血糖発作，チューブや装着している医療機器のトラブル，関節可動域訓練後の痛み，物理療法後の熱傷，オーダーの確認不足，下肢手術後の誤った荷重，患者への説明不足等があげられている[1]．

　　日本言語聴覚士協会が 2004 年，2005 年に 2 回行った「言語聴覚士のリスクに関するアンケート調査」を報告しており，597 件のヒヤリ・ハットのうち身体に関するものが 362 件 (61%)，期待・公平・意思疎通に関するものが 112 件 (19%)，プライバシーに関連するものが 15 件 (3%)，その他・記載なしが 108 件 (18%) としており，具体的な項目では転倒・転落が 128 件，誤嚥・窒息・肺炎が 116 件，説明・意思疎通不足が 41 件，異変・急変が 36 件の順で多かったと報告している[2]．

　　日本医療機能評価機構は厚生労働省の委託事業として 2004 年より全医療機関の医療事故等の有害事象を恒常的に収集し分析する医療事故情報収集等事業を行っている．その中でリハビリテーションに関連した医療事故，ヒヤリ・ハット事例について報告している．医療事故としては 2004 年10 月から 2006 年 12 月の間に物理療法で熱傷が 4 件，運動療法他で骨折・筋断裂等 14 件，その他の事故が作業療法で 1 件，計 19 件の医療事故が報告されている．また，2007 年 10 月から 2008 年

2

9月の1年で728件のヒヤリ・ハット報告が収集され，内訳は骨折・筋断裂等が458件，全身状態の悪化が75件，患者取り違えが10件，熱傷が9件，義肢装具に関するもの4件，誤嚥・誤飲・窒息が3件，その他169件となっている[3-8]．

全国回復期リハビリテーション病棟連絡協議会による2007年9月のアンケートでは201病院から回答が集まり，医療安全上の問題として転倒182件，離院・離棟85件，誤嚥76件，誤薬65件，急変時対応55件，認知暴力37件，クレーム31件，感染28件，事故訴訟8件，危機管理（大規模災害）8件，深部静脈血栓症（DVT）6件，セクハラ（セクシャルハラスメント）5件の回答があり，転倒が最も多かった[9]．

リハビリテーション医療において頻度の多い有害事象，インシデントとしては転倒・転落，誤嚥等があり，原疾患あるいは併存症の悪化による急変等も起きている．また，高次脳機能障害，認知症のある患者を扱うこともあり，入院患者では離院・離棟のリスクもある．訓練室では温熱療法時の熱傷のリスク，歩けない患者に訓練をするので転倒のリスクも常にある．また，多職種によるチームで医療を提供しており，チーム内でのコミュニケーションエラーのリスクも無視できない．リハビリテーション治療を実施する際の留意事項，中止基準等を明確にし，有害事象について患者の理解と同意を得る努力も必要である．

2. 安全管理対策の効果

井上らは新人理学療法士に対する転倒予防の新たな教育プログラムが訓練中の転倒を減少させるかを検証した．新人理学療法士一人あたりの年間転倒発生件数が導入前は1.1 ± 0.1件，導入後に0.5 ± 0.5件と半減し，介助歩行時の転倒が減少したと報告している[10]．

Klepmらはプライマリー・ケアにおけるインシデントレポートシステムの効果についてシステマティックレビューを試み，有識者パネルの見解等も含めてレポートシステムの有効性を報告している[11]．

レベルの高いエビデンスはないが，安全管理について対策を行うことの効果は示されており，リハビリテーション医療においても安全管理対策を実施することが求められる．

3. リハビリテーション医療における安全管理が必要な理由

医療の質と安全を確保することは医療機関にとって当然行うべきこととなっており，リハビリテーション医療についても質改善と安全確保が求められる．安全管理を行わない場合との比較を行うことは倫理的に不可能であり，安全対策が必要であることを証明できるレベルの高いエビデンスはない．しかし，何らかの安全管理対策を行うことの効果は介入研究として報告されている．いずれにしろ，「人は間違える」という前提にたった組織的な介入が求められている[12]．

急性期病院で在院日数は年々短縮し，より早い時期からの介入が一般的になっており，以前よりも疾患の増悪，急変のリスクは高くなっている．また，感染管理については，訓練時に患者との接触時間が長く，多くの病棟の患者を担当することも多い．接触性の感染を医療職が媒介するリスクもあり，訓練室には易感染性のある患者も含め多くの患者が集まる状況であり，空気感染，飛沫感染のリスクは大きい．

手術部門，集中治療部門等と比較して致死的な有害事象は少ないが，リハビリテーション医療は潜在的にリスクがある中で医療を提供しており，他の分野に増して安全管理の充実が必要である．実際に病棟，訓練室で事故，インシデントが起きており対策が求められている．インシデント報告や外部からの情報を集めて，RCA（Root Cause Analysis：根本原因分析）やSHELモデル，4M-4E法等を用いた原因分析等を行い，対策を検討し，単に「注意しましょう」でなく，具体的な対策を立

て，周知を徹底して実効をもたせて，対策の効果測定や見直し時期も事前に決めて，より有効な対策で再発予防に努めることが求められる．安全管理についての PDCA（Plan, Do, Check, Act）サイクルを回すことが大切である[13]．

　わが国における病院の第三者評価機構である日本医療機能評価機構の定める評価基準には，病院としての審査項目に安全管理があるが，『付加機能：リハビリテーション機能（回復期)』においても，リハビリテーション医療に特化した安全管理の項目があり，リハビリテーション部門における安全管理体制，医師の責任下における訓練室でのリスク管理，感染対策，シミュレーション訓練も含めた急変時対策，設備・備品の安全管理等が求められている[14]．

　国際的な病院の認証機関である Joint Commission International（JCI）は International Patient Safety Goals（IPSG）として，安全管理の目標を定めており，患者誤認をしないこと，効果的なコミュニケーションを実現すること，ハイリスク薬を適切に使うこと，安全な手術の提供，医療関連感染を減らすこと，転倒による外傷のリスクを減らすことをあげている[15]．リハビリテーション医療においても，患者誤認の予防，良好なコミュニケーション，安全なリハビリテーション治療の提供，感染対策，転倒対策は重要な事項である．

❖文献

1) 里宇明元，千野直一，遠藤　敏，他．リハビリテーションにおける安全管理に関する全国実態調査─最終集計結果の分析．日本リハビリテーション医学会診断ガイドライン委員会（編)，リハビリテーション医療における安全管理・推進のためのガイドライン．医歯薬出版，2006：20-5.
2) 佐場野優一，藤田郁代，立石雅子，他．言語聴覚士におけるリスクマネジメントの現状と課題．日本言語聴覚士協会「言語聴覚士のリスクに関するアンケート調査」から．言語聴覚研究 2005；12：176-82.
3) 日本医療機能評価機構．医療事故情報収集等事業第 12 回報告（2007 年 10 月～12 月)．2008；115-26. http://www.med-safe.jp/pdf/report_12.pdf（2017 年 11 月 30 日閲覧）
4) 日本医療機能評価機構．医療事故情報収集等事業第 13 回報告（2008 年 1 月～3 月)．2008；107-15. http://www.med-safe.jp/pdf/report_13.pdf（2017 年 11 月 30 日閲覧）
5) 日本医療機能評価機構．医療事故情報収集等事業第 14 回報告（2008 年 4 月～6 月)．2008；96-105. http://www.med-safe.jp/pdf/report_14.pdf（2017 年 11 月 30 日閲覧）
6) 日本医療機能評価機構．医療事故情報収集等事業第 15 回報告（2008 年 7 月～9 月)．2008；101-9. http://www.med-safe.jp/pdf/report_15.pdf（2017 年 11 月 30 日閲覧）
7) 日本医療機能評価機構．医療事項情報収集等事業平成 19 年年報．2008；197-201. http://www.med-safe.jp/pdf/year_report_2007.pdf（2017 年 11 月 30 日閲覧）
8) 日本医療機能評価機構．医療事項情報収集等事業平成 20 年年報．2009；222-4. http://www.med-safe.jp/pdf/year_report_2008.pdf（2017 年 11 月 30 日閲覧）
9) 渡邊　進，中川洋一，及川文宏，他．回復期リハ病棟における医療安全．日本リハビリテーション病院・施設協会，全国回復期リハビリテーション病棟連絡協議会（編)，回復期リハビリテーション病棟─質の向上と医療連携を目指して（第 2 版)．三輪書店，2010：150-6.
10) 井上靖悟，大高洋平，小田ちひろ，他．リハビリテーション病院の新人理学療法士に対する転倒予防教育プログラム．日転倒予会誌 2017；3：47-54.
11) Klemp K, Zwart D, Hansen J, et al. A safety incident reporting system for primary care. A systematic literature review and consensus procedure by the LINNEAUS collaboration on patient safety in primary care. Eur J Gen Pract 2015；21 Suppl：39-44.
12) 米国医療の質委員会医学研究所（医学ジャーナリスト協会（訳))．人は誰でも間違える─より安全なシステムを目指して．日本評論社，2000.
13) 厚生労働省医療安全対策検討会議．医療安全管理者の業務指針および養成のための研修プログラム作成指針─医療安全管理者の質の向上のために─，2007.
14) 日本医療機能評価機構．病院機能評価（付加機能）リハビリテーション機能（回復期）（V3.0）解説集．日本医療機能評価機構，2012.
15) Joint Commission International. JCI Accreditation Standards for Hospitals. 6th ed., Oak Brook, IL, Joint Commission International, 2017：43-55.

第1章　安全管理総論

CQ 2　安全管理に関して施設の整備に何が必要か？

回答

▶ 患者の急変への対応，合併症・重症化への対策，転倒対策，感染対策，窒息対策，離院・離棟対策，個人情報保護に対応した設備・備品等が必要であり，適切な管理が求められる．

解説

　リハビリテーション部門が安全管理のために備えるべき施設整備について明確に定められたものはない．診療報酬上の施設基準には治療に必要なものは明示されているが，心大血管疾患リハビリテーション以外では安全管理のための備品は示されていない．訓練室の安全に関する備品の有無による事故の発生率を比較した報告はなく，この分野のエビデンスはない．

　参考となる基準として，わが国の医療分野の第三者評価機構である日本医療機能評価機構の評価項目からリハビリテーションの安全管理に関する項目を次にあげる．

　日本医療機能評価機構の評価項目[1,2]では付加機能の回復期リハビリテーション病棟では安全で安心できる療養環境の整備に努めていることを求めている．また，回復期リハビリテーション病棟における安全管理担当者，訓練治療用機器の点検整備と衛生管理の体制を求めている．療養環境の整備については，医療関連感染を予防するための療養環境の整備，患者の離院・離棟防止，部外者の侵入防止等の保安設備，患者に合わせた車いす・歩行器等，提供と安全に配慮した点検・整備と衛生管理を要求している．病室・廊下・トイレ・洗面所・浴室・食堂の安全性，障害に対応したナースコール装置等も求められる．

　本体審査の機能職種別評価項目のリハビリテーション病院では療養環境として，バリアフリー，トイレや浴室の安全性の確保を求めている．また，安全確保のための適切な身体抑制の実施も項目に含めており，離床検知の対応等も含まれる．

　急変時の対応については，院内のどこの場所でも求められており，リハビリテーション部門においてもコールシステムの適切な運用，AEDや除細動器，救急カート等の整備と適切な管理が必要である．

　患者との接触が多く，多くの患者が集まる訓練室として，感染対策のための備品も求められ，標準予防策のための備品，手洗いのための十分な数の流し，擦式アルコール製剤等の配置，ノロウイルスによる嘔吐があった場合にすぐ対応できるキット等も求められている．また，患者が日常使用する車いす，ベッド等の感染予防対策も検討されたい．

　リハビリテーションにおける配慮すべき有害事象としては原疾患および併存症の急変，転倒，感染対策，離院・離棟対策等があげられる．病棟においては障害がある患者がナースコールを押して必要時に看護師を呼び出すことは難しく，障害に応じたナースコールの準備等も安全管理対策に含まれる．

　急変時の対応としては，救急カート，AEDの整備等が求められるが，使う頻度は少ないことが想定される．近くに救急カート等がある場合は兼用することも現実的な選択肢である．その他急変時

に使用する心電図モニター，吸引器，酸素配管または酸素ボンベ等も用意することが望ましい．訓練室で行える処置には限界があり，処置室，救急外来等に搬送して処置を行うことになるので，搬送のためのストレッチャー等も必要備品となる．

　訓練室に備品を配備せず，他から搬入する運用を採用している場合には，実際に必要な場合にはどの程度の時間で届くのかという実証も含めた訓練を行い，実際に何分で届くので兼用にするという合理的な根拠を明確にすること，また，兼用部署と急変が重なった場合等の想定外の対応についても検討することが望まれる．また，備品を置くだけでなく，臨床工学技士（ME）の関与も含めて定期的な点検，始業点検等を確実に実施する体制の整備，職員の BLS（Basic Life Support：一次救命処置）訓練の実施等，実際に使えるようにするための訓練も必要である．

　国際的な医療の第三者評価機関である JCI（Joint Commission International）においては FMS（Facility Management and Safety）として項目が整理されている．医療機器を安全かつ効果的に使えることが求められており，機器の適切な滅菌や消毒，機器の点検管理を適切に行うこと，救急カートについては 24 時間救急救命処置ができる体制の確保を BLS，ACLS（Advanced Cardiac Life Support：二次救命処置）研修等と合わせて行うことを求めている．また，職員の業務に応じて内容には差をもたせても，誰でも最低限の対応ができるようにすることを求めている[3]．

　トイレや浴室については，自立訓練として 1 人で利用することも想定した設備が求められ，転倒予防のための適切な位置，高さの手すり等のほかに，転倒した場合でも非常呼び出しができるような低い位置での緊急呼び出しスイッチといった配慮も望まれる．

　訓練室での転倒がどうしてもある中で，床材を衝撃吸収性のある素材にするという対応を行っている病院もあるが，効果についての報告は確認できなかった．

❖文献
1) 日本医療機能評価機構. 病院機能評価. 付加機能評価（リハビリテーション機能（回復期）Ver. 3.0）評価の視点/評価の要素（2012 年 10 月 5 日版）.
https://www.jq-hyouka.jcqhc.or.jp/wp-content/uploads/2016/09/r_v3.pdf（2017 年 11 月 30 日閲覧）
2) 日本医療機能評価機構. 機能種別版評価項目. リハビリテーション病院＜3rd G：Ver. 1.1＞評価の視点/評価の要素（2014 年 9 月 30 日版）.
https://www.jq-hyouka.jcqhc.or.jp/wp-content/uploads/2016/09/r_v3.pdf（2017 年 11 月 30 日閲覧）
3) Joint Commission International. JCI Accreditation Standards for Hospitals. 6th ed., Oak Brook, IL, Joint Commission International, 2017：127-8, 197-9, 249-55.

第1章 安全管理総論

cq3 安全管理に関して職員の教育に何が必要か？

回答

▶ 病院全体で行われる一般的な医療安全に関する研修について，リハビリテーション部門の職員が適切に受講しているか，研修内容を実際に実施できているかの管理が求められる．また，リハビリテーション部門独自の問題に対応できる研修が入職時の研修や年次ごとの研修プログラムに含まれていることが望ましい．

解説

　厚生労働省は医療安全対策検討会議における医療安全管理者の質の向上に関する検討作業部会において，医療安全管理者の業務指針，および養成のための研修プログラムの作成指針をまとめて公表している[1]．その中では医療安全管理者が実施後の評価・改善まで含めて研修の統括を行うこと，部門を超えた連携への配慮を求め，参加型研修，具体的な事例に対する対策検討の企画等を勧めている．研修対象者と実施時間に配慮し，全員への周知が必要な内容については，複数回の実施やビデオ研修等での徹底を求めている．リハビリテーション部門としても全職員の研修を確実にすることが必要である．

　研修プログラムとして医療の専門的知識や技術に関する研修，心理学・人間工学・労働衛生等，他分野から学ぶ安全関連に関する研修，法や倫理の分野から学ぶ医療職の責務と倫理に関する研修，患者，家族や事故の被害者から学ぶ医療安全に関する研修，医療の質の向上と安全の確保に必要な知識と技術に関する研修，患者，家族，医療従事者間での信頼関係を構築するためのコミュニケーション能力の向上のための研修等を例示している．研修実施後の参加者の反応や達成度等について評価と改善を行うとしている．院内巡視や事故報告による情報を基に，各部署・部門における安全管理に関する指針の遵守の状況や問題点を把握し，事故発生時や研修の場での教育に反映させることが肝要であるとしている．

　世界保健機関（World Health Organization：WHO）でも2011年にWHO患者安全カリキュラムガイド多職種版を発行しており，東京医科大学医学教育学分野が日本語訳を行っている[2]．トピックとして，患者安全とは（What is patient safety?），患者安全におけるヒューマンファクターズの重要性（Why applying human factors is important to patient safety?），システムとその複雑さが患者管理にもたらす影響を理解する（Understanding systems and the effect of complexity on patient care），有能なチームの一員であること（Being an effective team player），エラーに学び，害を予防する（Learning from errors to prevent harm），臨床におけるリスクの理解とマネジメント（Understanding and managing clinical risk），質改善の手法を用いて医療を改善する（Using quality-improvement methods to improve care），患者や介護者と協同する（Engaging with patients and cares），感染の予防と管理（Infection prevention and control），患者安全と侵襲的処置（Patient safety and invasive procedures），投薬の安全性を改善する（Improving medication safety）と11の課題をあげている[3]．

　国際認証機関であるJCIの評価基準では，職員の質の担保と教育（Staff Qualifications and Education：SQE）として項目が整理されている．業務範囲と手順を明確にし文書化すること，職員が備えるべき資質も明確にすることを求めている．職員は就業時に適切な研修を受け，業務においても研鑽を積むこと，定期的な評価を継続することを求めている[4]．

安全管理における最近のキーワードとしてレジリエンスがある．レジリエンスとは復元力と訳され，心理学ではストレスに対応する能力，耐久力，心の折れにくさという意味で使われていたが，安全管理においても事故や異常事態における適応力という意味で使われるようになっている．マニュアルやチェックリストで定型的なリスクに対応するだけでなく，医療職自身が医療安全に対する感度を高め，自律的に適切な対応をとるようにすることでより高いレベルでの安全管理が可能になると考えられている[5]．

具体的な方策としては，病院全体の研修に参加し，現場への浸透を確認する．また，実際にあった事例の検討を適切に行うことが重要である．有害事象が起こった後で，単に「注意をしましょう」という表面的な対応で終わらせずに，なぜインシデントや事故が起こったのかについて，RCA やSHEL モデル，4M–4E 等の手法を用いて，その背景因子を理解し，上流での対策を行うことが求められる．対策を周知して実行し，行った対策について効果の検証を行い，PDCA サイクルを回して改善を継続する．また，医療安全に関する感度を高めることも勧められる[1,6]．

安全に対する感度を高める方法として，KYT といった手法も行われている．危険（Kiken）予知（Yochi）トレーニング（Training）の頭文字からの KYT であり，労働災害防止の分野で導入されており，政府刊行物として「危険予知トレーナー必携」[7]が刊行されている．指導者がリスクを含む写真を用意し受講者は写真に含めるリスクを指摘し，その理由について説明を行うといった研修を行うことで普段の環境に隠れているリスクへの感度を高めようというトレーニングであり，医療分野でも導入されている．

情報の誤認を防ぐための教育も重要とされており，チームで医療にあたるリハビリテーション分野でも必要な対応である．患者の引き継ぎや多職種間での情報伝達に際して，伝達内容を SBAR（状況 Situation，背景 Background，評価 Assessment，提案 Recommendation）の 4 項目に体系化して行うことで，個人間およびチーム内での安全意識の向上になり，コミュニケーションエラーによるインシデント[8,9]の発生を抑制するとされている．担当患者の引き継ぎや多職種での情報伝達はリハビリテーションの実施には必須であり[10]，適切な情報伝達により誤認のリスク軽減をはかることは重要であり，そのための教育を適切に行うことが望ましい．

❖文献

1) 厚生労働省医療安全対策検討会議．医療安全管理者の質の向上に関する検討作業部会．医療安全管理者の業務指針および養成のための研修プログラム作成指針（2007 年 3 月）．
http://www.mhlw.go.jp/topics/bukyoku/isei/i-anzen/houkoku/dl/070330-2.pdf（2017 年 11 月 30 日閲覧）

2) 東京医科大学医学教育学・医療安全管理学．WHO 患者安全カリキュラムガイド多職種版（日本語版）．WHO Patient Safety Curriculum Guide：Multi-professional Edition 2011.
http://meded.tokyomed.ac.jp/wpcontent/themes/mededu/doc/news/who/WHO%20Patient%20Curriculum%20Guide_A_01.pdf（2017 年 11 月 30 日閲覧）

3) 相馬孝博．ねころんで読める WHO 患者安全カリキュラムガイド．日本医療マネジメント学会（監），メディカ出版，2013.

4) Joint Commission International. JCI Accreditation Standards for Hospitals. 6th ed., Oak Brook,, IL, Joint Commission International, 2017：257–84.

5) Erik Hololangel, David D. Woods, Nancy Leveson（編）．北村正晴（監訳）．レジリエンスエンジニアリング―概念と指針．日科技連出版社，2012.

6) Klemp K, Zwart D, Hansen J, et al. A safety incident reporting system for primary care. A systematic literature review and consensus procedure by the LINNEAUS collaboration on patient safety in primary care. Eur J Gen Pract 2015；21 Suppl：

39-44.

7) 中央労働災害防止協会. 危険予知活動トレーナー必携. 中央労働災害防止協会, 2015.

8) WHO. Communication during patient hand-over. Patient Safety Solutions 2007；1.
http://www.who.int/patientsafety/solutions/patientsafety/PS-Solution3.pdf（2017 年 9 月 9 日閲覧）

9) Leonard M, Graham S, Bonacum D. The human factor：the critical importance of effective teamwork and communication in providing safe care. BMJ Quality & Safety 2014；13：i85-i90.

10) Velji K, Baker GR, Fancott C, et al. Effectiveness of an Adapted SBAR Communication Tool for a Rehabilitation Setting. Healthc Q 2008；11（3 Spec No.）：72-9.

I 安全管理総論

第1章　安全管理総論

CQ 4　医療事故発生に際してどのように対応するか？

回答

▶ 患者および関係者の健康被害を最小限に食い止めることを優先して行う．事前に定めた手順に則って対応し，報告する．また，患者・家族への対応だけでなく，医療事故に関わった当事者・当該部門への対応も必要である．医療事故発生時に適切な対応をするためには，日頃からのシミュレーションや訓練が必要である．

解説

1. 初動体制の原則

　　医療事故が発生した際には，医師・看護師等の連携のもとに救急処置や医療上の最善の処置を行う．周囲の職員の協力を求め，院内緊急コールを発信する．できる限り多くの人員を集めて，可能な救命処置を開始する．そのためのコールシステムを構築することが望ましい．

　　同時に上司，医療安全管理者への報告を行う．上司の指示・了解を得て，患者・家族への説明者を決める．説明者には状況に応じて主治医や当該診療科の責任者があたる．説明は説明者1人で行わず，ほかに上司等が同席し，事故発生の事実経過を正確に説明する．憶測・推測での発言は行わない．説明者，説明内容，日時，説明を受けた人，同席者，患者側の質問等を記録する．家族が施設内にいない場合には関係職員が直ちに連絡する．連絡がつかなかった場合も診療録に連絡時刻と連絡がつかなかった旨を記録する．

　　事故の関係職員を集めて事実経過の確認を行う．特に処置，検査，観察等の事実経過，時刻等は事実経過を確認し記録する．できる限り早期に実施することが大切である．重大事故の場合は可能な範囲で現場の保全に留意する．患者の自殺があった場合には周囲の職員への心理的配慮とともに現場の保全は重要である．事故の当事者は何らかの心理的負荷を負っており，職員の心理面での評価とサポートも実施する．

　　組織における医療事故への対応を検討しておき，手順を定め，職員への BLS 訓練の実施，シミュレーションにより全体の流れを把握し，手順に無理がないことを確認すること等で有事に落ち着いて対応できるように準備しておくことが望ましい[1,2]．

2. 医療事故調査制度への対応

　　医療事故による死亡が生じた場合には，医療事故調査制度に則った対応が求められる．医療事故調査制度は医療事故が発生した医療機関において院内調査を行い，その調査報告を民間の第三者機関（医療事故調査・支援センター）が収集・分析することで再発防止につなげる仕組みであり，医療法に位置づけられている[3]．

　　ここでいう医療事故は「当該病院等に勤務する医療従事者が提供した医療に起因し，または起因すると疑われる死亡または死産であって，当該管理者が当該死亡または死産を予期しなかったもの」[4]と定められている．医療に関して治療の項目にリハビリテーションに関するものがあげられており，訓練中の死亡は医療事故調査制度の対象となり得る．

3. 医療事故発生後の再発予防のための取り組み

　　再発予防のために，事例を収集，なぜ起きたかを検討して予防のための対策を立て，対策の評価を行うという PDCA サイクルを回すことが重要である．医療事故に限らず，ヒヤリ・ハットも含めた有害事象について，その程度を問わず，けん責のためでないことを明確にしてインシデントレポートを収集する．レポートに基づき，安全管理担当者が情報収集を行い，事象の背景にある原因について考察を行い，対策を立案する．

　　医療事故に関わるヒューマンエラーの分析方法[5,6]としては，J–HPES[7]，バリエーションツリー法[8]，SHEL[9]，ImSAFER P–mSHELL[10]，RCA 分析[11]等，様々な方法が提案されている．ヒューマンエラーについては，人間行動の揺らぎの幅を小さくすることをエラー防止対策の根幹とするのではなく，組織内に構築されている作業環境や作業条件が人間特性に合っているか否かに目を向けることが重要と考えられ[12]，作業環境と管理システム・組織における現象として考える必要がある．

❖文献

1) 前田真治，椿原彰夫，高岡　徹，他．リハビリテーション医療におけるリスクマネジメントの考え方と安全管理マニュアルの作成に向けての提言．日本リハビリテーション医学会診療ガイドライン委員会（編），リハビリテーション医療における安全管理・推進のためのガイドライン．医歯薬出版，2006：26-40.
2) 鮎沢純子．クライシスマネジメントに関する基本的事項．飯田修平（編），医療安全管理者必携―医療安全管理テキスト［第 3 版］．日本規格協会，2015：50-8.
3) 厚生労働省．医療事故調査制度について．
http://www.mhlw.go.jp/stf/seisakunitsuite/bunya/0000061201.html（2017 年 11 月 30 日閲覧）
4) 医療法．第三章医療の安全の確保．第一節医療の安全の確保のための措置．
http://www.mhlw.go.jp/file/06–Seisakujouhou–10800000–Iseikyoku/0000061336.pdf（2017 年 11 月 30 日閲覧）
5) Hollnagel E. Cognitive Reliability and Error Analysis Method. Oxford, Elsevier, 1998.
6) 原子力発電技術機構．"人的過誤事例分析評価手法"平成 10 年度実用原子力発電所ヒューマンファクター関連技術開発に関する報告書．1998.
7) 吉野賢治，藤本順三．原子力発電におけるヒューマンファクター問題．安全工学 1999；38：389-99.
8) Leplat J, Reason J. Analysis of Human Errors in Industrial Incidents and Accidents for Improvement of Work Safety. In：Rasmussen J, Duncan K, Leplat J, eds., New Technology and Human Error, Chichester, New York, John Wiley & Sons, 1987：157-68.
9) Hawkins FH. Worker Errors in Flight. 2nd ed., Avebury Technica, Routledge 1993.
10) 河野龍太郎．医療におけるヒューマンエラー．なぜ間違える　どう防ぐ（第 2 版）．医学書院，2014.
11) 石川雅彦．RCA 根本原因分析法実践マニュアル　再発防止と医療安全教育への活用．医学書院，2012.
12) 施　桂栄，井上枝一郎，細田　聡，他．ヒューマンエラー防止のための安全教育手法の開発と実践．労働科学 2013；89：197-205.

I　安全管理総論

第1章　安全管理総論

CQ5　安全管理のために参考となるガイドラインはあるか？

回答

▶ いくつかの医療・医学団体が作成したガイドラインやテキストがあり，参考にすることができる．日本リハビリテーション医学会，日本医師会，日本看護協会，四病院団体協議会，厚生労働省，世界保健機関（WHO）等のガイドラインがある．また，情報漏洩については，個人情報保護に関するガイドラインがある．

▶ 医療の質が向上し，提供する医療のばらつきが少なくなると，標準的な運用をはずれてしまう事例としての医療事故も減少し，結果的に安全管理の充実がなされる．安全管理のために第三者評価の評価基準等も参考になる．

解説

　安全管理に関するガイドラインは1999年にわが国で連続した重大医療事故や，『人は誰でも間違える』の発刊等を期に整備され，その後改版を重ねたり，新たなガイドラインが発刊されたりしている．

　2001年4月に厚生労働省医制局総務課に医療安全推進室が設置され医薬課に安全使用推進室が設置された．2002年10月に医療安全推進室が編集協力し医療安全ハンドブック編集委員会編で『医療安全ハンドブック』[1]が刊行され，その第1巻として『医療安全管理の進め方』が刊行された．安全な医療を提供するための10の要点を中心に，各病院に安全管理体制の確立とマニュアルを整備するための参考資料となっている．医療安全対策検討会議等での検討，安全対策関連の省令等をまとめ，研修体制，先進的な取り組みの紹介等を含んでいる．現在の安全管理対策としては不十分な部分もあるが，わが国の安全管理の指針となったハンドブックである．厚生労働省からはその後2007年に『医療安全管理者の業務指針および養成のための研修プログラム作成指針』がだされており，全日本病院協会の医療安全管理者養成課程講習会等でテキストとして使用されている[2]．

　2005年に四病院団体（全日本病院協会，日本医療法人協会，日本病院会，日本精神病院協会）協議会安全管理者養成委員会が医療安全管理者養成課程講習会を開始し，標準的テキストとして「医療安全管理テキスト」を刊行した．その後，改版され，2010年の『医療安全管理者必携—医療安全管理テキスト［第3版］』[3]が最新版である．医療事故がなぜ起こるかということから，具体的な安全管理対策，また安全管理と表裏一体である医療の質の管理についても具体的な手法とともに記載されている．医療の質を向上することは，提供する医療の平均的な水準を高めるだけでなく，ばらつきを少なくして誰にも均質な医療を提供することである．ばらつきが少なくなること，全体の水準をあげることで，標準的な運用をはずれてしまう事象として起こる医療事故が発生する頻度も低下することになり，医療の質を管理することが安全管理に直結する．

　リハビリテーション医療に関連する病院団体として回復期リハビリテーション病棟連絡協議会が，『質向上と医療連携のためのテキスト』[4]を刊行しているが，質向上は医療安全と表裏一体であ

12

り，リハビリテーション医療に関する安全管理についての記載もあり参考となる．日本医師会[5]，日本看護協会[6]も医療安全に関するマニュアルを刊行しており，ウェブサイトでの提供も行っている．

日本リハビリテーション医学会は2006年に本ガイドライン初版[7]を刊行しているが，学会としての安全管理に関するガイドラインとしてはわが国初のものであった．実用的なガイドラインであり，現代のガイドラインとしてはエビデンスに関する表記が少なく，今回の改版を迎えている．

世界保健機関（WHO）が提供しているガイドラインとしてWHO Patient Safety Curriculum Guide：Multi-professional Edition 2011[8]があり，東京医科大学医学教育学分野が2013年に日本語版を公開している．医療安全に関して11の項目について取り上げ多職種連携でいかに安全な医療を提供するかのガイドラインとなっている．

国際的な病院の第三者評価機構であるJoint Commission International（JCI）による認定基準では最新の第6版[9]では品質改善と患者安全（QPS），感染の予防と管理（PCI），施設の管理と安全（FMS）の項目で評価基準を示しており，行うべきこと，実施にあたっての考え方等が示されており，国際標準の病院に求められる安全管理として1つのガイドラインとしても機能する．

わが国では日本医療機能評価機構が病院機能評価事業として病院の第三者評価を行っている．評価のための基準を策定し，受審病院向けに解説集を刊行している[10]．安全管理，感染対策，施設管理等，評価基準と考え方を示しており，医療の質向上についての取り組みも含め，現在の日本の医療機関の水準もふまえたガイドラインとして参考にできる．

情報漏洩に対しては，個人情報保護のガイドラインがある．個人情報保護法の改訂により医療分野のガイドラインも改められている．平成16年に「医療・介護関係事業者における個人情報の適切な取り扱いのためのガイドライン」が平成29年に「医療・介護関係事業者における個人情報の適切な取り扱いのためのガイダンス」[11]として改訂され，平成17年に出された「医療情報システムの安全管理に関するガイドライン」が平成29年に第5版として改訂されており[12]，個人情報保護を確実にし，情報漏洩事故を防ぐためには理解するべきガイドラインである．

❖文献

1) 医療安全ハンドブック編集委員会（編），厚生労働省医制局総務課医療安全推進室編集協力．医療安全ハンドブック①—医療安全管理の進め方．メジカルフレンド，2002．
2) 厚生労働省．医療安全対策検討会議 医療安全管理者の質の向上に関する検討作業部会．医療安全管理者の業務指針および養成のための研修プログラム作成指針（2007年3月）．
http://www.mhlw.go.jp/topics/bukyoku/isei/i-anzen/houkoku/dl/070330-2.pdf（2017年11月30日閲覧）
3) 飯田修平（編）．医療安全管理者必携 医療安全管理テキスト（第3版）．日本規格協会，2015．
4) 日本リハビリテーション病院・施設協会，全国回復期リハビリテーション病棟連絡協議会（編）．回復期リハビリテーション病棟—質の向上と医療連携を目指して（第2版）．三輪書店，2010．
5) 日本医師会．医療従事者のための医療安全対策マニュアル．日本医師会，2007．
http://www.med.or.jp/anzen/manual/pdf/honbun.pdfl（2017年11月30日閲覧）
6) 日本看護協会．医療安全推進のための標準テキスト．日本看護協会，2013．
https://www.nurse.or.jp/nursing/practice/anzen/pdf/text.pdf（2017年11月30日閲覧）
7) 日本リハビリテーション医学会診療ガイドライン委員会（編）．リハビリテーション医療における安全管理・推進のためのガイドライン．医歯薬出版，2006．
8) 東京医科大学医学教育学・医療安全管理学．WHO患者安全カリキュラムガイド多職種版（日本語版）．WHO Patient Safety Curriculum Guide：Multi-professional Edition 2011.
http://meded.tokyo-med.ac.jp/wp-content/themes/mededu/doc/news/who/WHO%20Patient%20Curriculum%20Guide_A_01.pdf（2017年11月30日閲覧）
9) Joint Commission International. JCI Accreditation Standards for Hospitals. 6th ed., Oak Brook, IL, Joint Commission International, 2017.
10) 日本医療機能評価機構．病院機能評価事業，ツール，解説集 病院機能評価 機能種別版評価項目＜3rd G：Ver.

2.0＞解説集．https://www.jq-hyouka.jcqhc.or.jp/tool/guideline/（2017 年 11 月 30 日閲覧）

11）個人情報保護委員会，厚生労働省．医療・介護関係事業者における個人情報の適切な取り扱いのためのガイダンス．平成 29 年 4 月 14 日．

http://www.mhlw.go.jp/file/06-Seisakujouhou-12600000-Seisakutoukatsukan/0000194232.pdf（2017 年 11 月 30 日閲覧）

12）厚生労働省．医療情報システムの安全管理に関するガイドライン第 5 版．平成 29 年 5 月．

http://www.mhlw.go.jp/file/06-Seisakujouhou-12600000-Seisakutoukatsukan/0000166288.pdf（2017 年 11 月 30 日閲覧）

第1章 安全管理総論

CQ6 リハビリテーション医療における医療水準とは何か？

回答

▶ 医療水準は，当該医療機関に期待される医療の水準をいい，過失の有無を判断する基準である．医療水準は，医療機関の性格や所在地域の医療環境の特性等の諸般の事情を考慮して決定される．診療ガイドラインは医療水準の決定のための資料となり，診療ガイドラインの性格，作成時期，内容等も考慮される．リハビリテーション医療にも医療水準論が妥当する．

解説

1. 過失とは

　　一般に，過失は，悪しき結果の発生が予見可能で回避可能な状況で，結果を予見して回避する義務（予見義務・回避義務）があるにもかかわらずこれを怠った，という注意義務違反をいう．注意義務の有無および内容は，原告（刑事事件であれば検察官）の主張に基づき，個別の事例に則して判断される．なお，法律用語ではないが，一般に，過失のある医療事故を医療過誤という．

2. 医療水準とは

　　医事関係訴訟（いわゆる医療訴訟）においては，注意義務の基準の指標となるのが「医療水準」である．すなわち，医療水準は，過失の有無の分水嶺であり，医療水準に満たない医療を提供すると過失が認定される．

　　最高裁判所は，「人の生命及び健康を管理すべき業務に従事する者は，その業務の性質に照らし，危険防止のため実験上必要とされる最善の注意義務を要求され（中略）右注意義務の基準となるべきものは，診療当時のいわゆる臨床医学の実践における医療水準である」[1]としたうえで，医療水準は画一的な基準ではなく，「ある新規の治療法の存在を前提にして検査・診断・治療等に当たることが診療契約に基づき医療機関に要求される医療水準であるかどうかを決するについては，当該医療機関の性格，所在地域の医療環境等の特性等の諸般の事情を考慮すべきであり（中略）そして，新規の治療法に関する知見が当該医療機関と類似の特性を備えた医療機関に相当程度普及しており，当該医療機関において右知見を有することを期待することが相当と認められる場合には，特段の事情が存しない限り，右知見は右医療機関にとっての医療水準である」[2]としている．加えて「医療水準は，医師の注意義務の基準（規範）となるものであるから，平均的医師が現に行っている医療慣行とは必ずしも一致するものではなく，医師が医療慣行に従った医療行為を行ったからといって，医療水準に従った注意義務を尽くしたと直ちにいうことはできない」[3]としている．

　　これらの最高裁判決（判例）を前提とすると，医療水準は医師の専門分野や医療機関の性格，所在地域の医療環境等，様々な事情が諸般の事情として考慮されること，また新規の治療方法が相当程度普及し当該医療機関においてその知見を有することが期待されれば医療水準となり得ること，さらに，医療水準は診療当時の水準であり経時的に変化すること，さらに医療水準と医療慣行とは異なること等に注意を要する．

3. リハビリテーション医療における医療水準とは

　　前記の医療水準は，臨床医学一般における概念であり，リハビリテーション医療に特化した医療水準に言及した判例はない．しかし，医療行為であるリハビリテーション医療にも医療水準論は妥当し，個別の事案において，実際に提供されたリハビリテーション医療が医療水準に達していたか否かを判断される[4]．すなわち，過失判断にあたっては，医療機関の性格，所在地域の医療環境（そのほかには，専門医師の存否や，当該医療の普及具合）等の諸般の事情が考慮される．なお，次のCQ7にみるように，一般的な医事関係訴訟において，診療ガイドラインを遵守した治療等を実施した事案においては，統計上，医療機関側の過失が認定されることは極めて稀である．

4. 医療水準と推奨グレード

　　過失の有無や医療水準を判断するうえで，診療ガイドラインが策定される経緯・経過に着目した事例や[5]，推奨グレードの低さ（当該事例では C1 とされていた）をその判断根拠の1つとした[6]事例がある（なお，いずれも過失が否定された事例であった）．末梢血幹細胞移植の事例においてではあるが「当該ガイドラインの内容を踏まえた上で医療行為を行うことが必要であり，医師はその義務を負っていると解される」[7]とする裁判例もあり，リハビリテーション医療においても，該当するガイドラインの内容をふまえたうえで，いかなるリハビリテーション医療を行うかを検討する必要がある．

❖文献

1) 最高裁判所第三小法廷判決昭和 57 年 3 月 30 日裁判集（民）135 号 563 頁（未熟児網膜症高山日赤事件）
http://www.courts.go.jp/app/files/hanrei_jp/858/066858_hanrei.pdf
2) 最高裁判所第二小法廷判決平成 7 年 6 月 9 日民集 49 巻 6 号 1499 頁（未熟児網膜症姫路日赤事件）
http://www.courts.go.jp/app/files/hanrei_jp/057/057057_hanrei.pdf
3) 最高裁判所第三小法廷判決平成 8 年 1 月 23 日民集 50 巻 1 号 1 頁（ペルミカン事件）
http://www.courts.go.jp/app/files/hanrei_jp/866/055866_hanrei.pdf
4) 古笛恵子（編）．事例解説　リハビリ事故における注意義務と責任．新日本法規，2012：56-7.
5) 大阪地方裁判所判決平成 25 年 9 月 11 日判例タイムズ 1410 号 305 頁（原審），大阪高等裁判所判決平成 26 年 10 月 31 日同平成 25 年（ネ）第 2922（控訴審）等.
6) 大平雅之，桑原博道，小原克之，他．脳卒中診療が争点となった医療訴訟における診療ガイドラインの取扱い．脳卒中 2014；36：10-5.
7) 大阪地方裁判所判決平成 19 年 9 月 19 日判例タイムズ 1262 号 299 頁．2008.
http://www.courts.go.jp/app/files/hanrei_jp/162/035162_hanrei.pdf

第1章　安全管理総論

CQ 7　診療ガイドラインと裁判の傾向とは どのようなものか？

回答

▶ 診療ガイドラインが推奨する治療方法に則った治療を実施した場合には過失なしと判断される傾向があり，診療ガイドラインの推奨する治療方法と異なった治療方法を実施した場合には過失ありとされる事例と過失なしとされる事例が拮抗している．

▶ 裁判例の傾向から，診療ガイドラインと異なる治療方法を実施としても直ちに法的責任を生ずるわけではないものの，診療ガイドラインの内容をふまえて治療方法を決定するべきであり，診療ガイドラインと異なる治療方法を実施する場合には相応の医学的根拠を要すると考えられる．

▶ 診療ガイドラインは，主に過失判断のための証拠として用いられる．

解説

1. 診療ガイドラインと裁判

　　診療ガイドラインは，法律上の定義はないものの，一般に，「診療上の重要度の高い医療行為について，エビデンスのシステマティックレビューとその総体評価，益と害のバランス等を考量して，患者と医療職の意思決定を支援するために最適と考えられる推奨を提示する文書」[1]等とされている．すなわち，科学的根拠に基づき系統的に作成される治療（重要な臨床課題）に対する推奨集である．裁判において，医師の注意義務の存否および内容を巡り（すなわち過失の有無の判断において），診療ガイドラインの有無およびその内容が重視されている[2]．

2. 診療ガイドラインの位置付け

　　診療ガイドラインの法的な位置付け（法的性格）を論じた最高裁判決（判例）は見当たらず，個別の下級審判決（裁判例）も，その多くは，法的な位置付けについて明言していない．法的な位置付けを明言した裁判例の中には，「診療ガイドラインは，その時点における標準的な知見を集約したものであるから，それに沿うことによって当該治療方法が合理的であると評価される場合が多くなるのはもとより当然である．もっとも，診療ガイドラインはあらゆる症例に適応する絶対的なものとまではいえないから，個々の患者の具体的症状が診療ガイドラインにおいて前提とされる症状と必ずしも一致しないような場合や，患者固有の特殊事情がある場合において，相応の医学的根拠に基づいて個々の患者の状態に応じた治療方法を選択した場合には，それが診療ガイドラインと異なる治療方法であったとしても，直ちに医療機関に期待される合理的行動を逸脱したとは評価できない．」[3]とするものや，「本件ガイドラインはあくまでも最も標準的な指針であり，実際の診療行為を決して強制するものではなく，施設の状況（人員，経験，機器等）や個々の患者の個別性を加味して最終的に対処法を決定すべきもの」[4]と判断したもの，「ガイドラインに従わなかったとしても，直ちに診療契約上の債務不履行又は不法行為に該当すると評価することができるものではないが，当該ガイドラインの内容を踏まえた上で医療行為を行うことが必要であり，医師はその義務を負っていると解される」[5]と判断したもの等がある．

いずれの裁判例も，診療ガイドラインと異なる治療を行ったとしても直ちに法的責任が生ずるわけではないこと，患者の個別性等の事情がある場合には，診療ガイドラインと異なる治療を行うことができることを示している．

もっとも，診療ガイドラインは，あくまでも1つの治療の推奨集であり，行動規範や準則ではない．むしろ，患者の特性や個別事情を考慮することなく「一般論としてエビデンスや診療ガイドラインの推奨を，どの患者にも無批判に適用する行為は，医師が果たすべき本来の責務の対極にある」[6]と考えられる．したがって，医療職は，診療ガイドラインの存在と内容を熟知するとともに，個別症例において実情を踏まえて適切な医療を選択する必要がある．

なお，民事訴訟においては，証拠能力（裁判の証拠となり得る資格・法的条件）にほぼ制限がなく，診療ガイドラインも証拠となる．

3. 診療ガイドラインと過失の傾向

医事関係訴訟において，診療ガイドラインを引用した211裁判例を分析した研究[7]によると，以下の傾向が認められる．

211件中「過失の有無の判断」に診療ガイドラインを引用した200件のうち，実施された治療が診療ガイドラインを不遵守とは言えないと認定された事案（遵守型．92件）のうち過失が認定された事案は2.2%であったのに対し，診療ガイドラインと異なる治療方法であったと認定された事案（不遵守型．92件）のうち過失が認定された事案は47.0%であった．このことから遵守型事案では過失が否定される傾向があり，不遵守型事案では過失ありの事案となしの事案とが拮抗する傾向がある．他方，不遵守型事案において過失が否定された根拠としては，医療現場の実情を考慮したもの，事故発生が診療ガイドライン作成以前の事案であったもの，診療ガイドラインをそのまま適用することが患者の症状にそぐわないもの，医療施設の特性があるもの，当該医師の特性が考慮された事案等，多岐にわたる．診療ガイドラインと異なる治療方法を実施する場合には，合理的な理由が必要となる．

なお，診療ガイドラインに記載されていない治療方法や基準値等については，診療ガイドラインにその記載がないことをもって直ちに過失なしとは判断されない（文献8の裁判例では，事実関係をほぼ同一に認定しながら過失の有無の判断が分かれた）[8]．

4. 診療ガイドラインと説明義務

前掲の文献7によると，過失のうち，説明義務違反が争点となっているものは21件（10.5%）で，このうち，診療ガイドラインの不遵守型が4件，遵守型が2件，遵守・不遵守を判断していないものが15件であり，ガイドライン不遵守の有無を判断していない場合が多い．しかも不遵守型事案4件では，すべてにおいて過失が認められ，遵守型事案2件では，いずれも過失が否定されていた．この傾向から，説明義務の判断においても診療ガイドラインが重視されている傾向がうかがえる．

診療ガイドラインは，近年の学説によると，単なる治療の推奨集ではなく，「患者と医療者の意思決定を支援する」[1]側面があり，いわば患者と医療職とのコミュニケーションツールとしての機能があると考えられており，この観点からも患者に対する説明が重要である．

なお，法律上の観点からの説明義務については次のCQ8で触れる．

5. 患者管理と診療ガイドライン

リハビリテーション医療においては，患者観察や安全管理も重要な課題である．通説的見解があるわけではないが，患者の安全管理に関する診療ガイドラインを遵守しない場合，注意義務違反を認定される可能性が高まると考えられる．なぜなら，患者観察や安全管理は，患者の特殊な事情や

医療機関の性格，地域の医療環境等の影響を受けにくいと考えられるからである．したがって，各種の診療ガイドラインの存在および内容に留意し，情報のアップデートにも配慮することが求められる．

❖文献

1）小島原典子，中山健夫，森實敏夫，他（編）．Minds 診療ガイドライン作成マニュアル 2017．日本医療機能評価機構，2017：4.
2）Minds. Minds からの提言 診療ガイドライン作成における法的側面への配慮について．2016.
http://minds4.jcqhc.or.jp/minds/guideline/pdf/Proposal1.pdf
3）仙台地方裁判所判決平成 22 年 6 月 30 日裁判所ウェブサイト．
http://www.courts.go.jp/app/files/hanrei_jp/425/080425_hanrei.pdf
4）仙台地方裁判所判決平成 21 年 1 月 27 日裁判所ウェブサイト．
http://www.courts.go.jp/app/files/hanrei_jp/315/037315_hanrei.pdf
5）大阪地裁判決平成 19 年 9 月 19 日判例タイムズ 1262 号 299 頁．2008.
http://www.courts.go.jp/app/files/hanrei_jp/162/035162_hanrei.pdf
6）Minds. Minds からの提言 診療ガイドライン作成における法的側面への配慮について．2016：3.
7）桑原博道，淺野陽介．ガイドラインと医療訴訟について─弁護士による 211 の裁判例の法的解析─．小島原典子，中山健夫，森實敏夫，他（編），Minds 診療ガイドライン作成マニュアル．日本医療機能評価機構，2015.
http://minds4.jcqhc.or.jp/minds/guideline/special_articles2.pdf
8）函館地方裁判所判決平成 17 年 10 月 13 日判例タイムズ 1240 号 304 頁（原審），札幌高裁判決平成 19 年 1 月 31 日判例タイムズ 1272 号 210 頁（控訴審）等．

I　安全管理総論

第1章　安全管理総論

cq 8 説明および同意の意義と診療録等の記録における注意点はどのようなものか？

回答

▶ 医師が負う患者への説明義務の法的な意義は，患者に自己決定の機会を保障することにある．治療の説明は，原則として，治療の方法および内容，見込まれる治療効果，合併症が生じる可能性や治療の危険性，代替療法の有無および内容，治療しない場合の予後等の標準的な事項を説明すれば足りる．患者が強い関心をもつ治療については，それが未確立の治療方法であったとしても，医師が説明義務を負う場合がある．治療の説明は，患者の理解力に応じて行うことが推奨される．

▶ 診療録等の診療記録は，実施したリハビリテーションの内容のほか，説明した事項や説明を聞いた患者の様子等について「具体的な事実」を記録化することが推奨される．

■ 解説

1. 説明・同意の意義と説明の範囲

　　インフォームドコンセントをはじめとした医師が負う患者への説明義務は，形式的（法的）には診療契約に基づく義務である．その意義は，患者の自己決定の機会を保障することである．すなわち，適切な説明を受けたことを前提に，患者がどのような医療を受けるか，または医療を受けないかを意思決定する機会を保障している．

　　最高裁判所によると，医師には，「診療契約に基づき，特別の事情のない限り，患者に対し，当該疾患の診断（病名と病状），実施予定の手術の内容，手術に付随する危険性，他に選択可能な治療方法があれば，その内容と利害得失，予後などについて説明すべき義務がある」[1]とされており，一般的には医療水準として確立した実施予定の治療方法について説明すれば足り，医療水準として未確立の療法（術式）については，常に説明義務を負うわけではない．

　　しかし，未確立の療法（術式）であっても，「少なくとも，当該療法（術式）が少なからぬ医療機関において実施されており，相当数の実施例があり，これを実施した医師の間で積極的な評価もされているものについては，患者が当該療法（術式）の適応である可能性があり，かつ，患者が当該療法（術式）の自己への適応の有無，実施可能性について強い関心を有していることを医師が知った場合などにおいては，たとえ医師自身が当該療法（術式）について消極的な評価をしており，自らはそれを実施する意思を有していないときであっても，なお，患者に対して，医師の知っている範囲で，当該療法（術式）の内容，適応可能性やそれを受けた場合の利害得失，当該療法（術式）を実施している医療機関の名称や所在などを説明すべき義務がある」[1]とされている．したがって，患者の強い関心がある治療方法についてはその療法についても説明する必要がある．

2. 説明事項

　　一般的に説明すべき事項は，前記のとおり，「当該疾患の診断（病名と病状），実施予定の手術の内容，手術に付随する危険性，他に選択可能な治療方法があれば，その内容と利害得失，予後など」のほか，治療を受けない場合のリスクや予後・見込み等である．

リハビリテーション医療においても，上記と同様の事項について，説明義務が認められる．リハビリテーション医療は本質的にハイリスクな分野であるにも関わらず，すべての患者や家族にその認識があるとは限らない．その認識に乏しい患者らが，リハビリテーション医療を受ける必要性がないと誤解してしまえば，廃用リスクが高まる．それが通院患者であった場合，通院が途絶えてしまえば必要なリハビリテーション医療を実施できない．リハビリテーションの意義と必要性を丁寧に説明し，入通院を促すことが期待される．

患者への説明義務は，患者の自己決定を保障するための義務であるから，説明内容を患者が理解できなければならない．したがって，治療を受けるか否かの判断ができるに足りる程度の，患者の理解力に応じた説明（説明の表現や内容等）が必要となる．

3. 説明の相手

説明すべき相手は，判断能力のある患者本人である．

患者本人に判断能力がない場合には，多くの医療現場の実情として，本人に代わる立場にある者や患者を監護する立場にある者（キーパーソンや代諾者等として指定されている者）を，患者本人に代えて説明しているのが実情である．

なお，インフォームドコンセント等を実施したのちに患者が同意書を作成したことをもって，法的には治療に同意があったとは言い得るものの，患者が納得したかどうかは別問題である．紛争回避の観点からは，患者らが納得して治療に臨めるように説明するとよい．

4. 記録に際しての注意点

実施したリハビリテーション医療の内容や効果，説明内容等に関しては，診療録等に記録する．診療録は，「診療に関する事項」（医師法 24 条 1 項）を記載しなければならないが，記載が十分でない事例が散見される．例えば，記載内容が簡略過ぎていたり，コピー＆ペーストが多用されていたり，抽象的表現で書かれていたりする場合がある．

診療録等には，実施したリハビリテーション医療の内容のほか，実施計画，患者観察結果，患者の主訴等のあらゆる事項を記載する．その際，個別的かつ具体的な事実（実際に説明した際に用いた文言や患者の実際の発言内容等）を記録化するように心がけるとよい．なお，裁判では，いかなる事実からそのような判断に至ったのか，という医療者の思考プロセスが重視される．したがって，医療上の判断結果の記載のみならず，その判断に至った根拠となる事実を記載するとよい．

❖文献

1）最高裁判所第三小法廷判決平成 13 年 11 月 27 日民集 55 巻 6 号 1154 頁（判例タイムズ 1079 号 198 頁．乳房温存療法事件）
http://www.courts.go.jp/app/files/hanrei_jp/226/052226_hanrei.pdf

第2章　運動負荷を伴う訓練を実施するための基準

II 運動負荷を伴う訓練を実施するための基準

運動負荷を伴う訓練を実施するための基準について

1. はじめに

本章では，リハビリテーション治療として行われる「運動負荷を伴う訓練」を安全に実施するための基準をあげることとする．

運動負荷を伴う訓練を実施するための基準（以下，本基準）は，本ガイドライン初版における「リハビリテーションの中止基準」に該当するものである．本ガイドライン初版では，「積極的なリハビリテーションを実施しない場合」，「途中でリハビリテーションを中止する場合」とされていた．本ガイドラインでは，これらに対応するものとして，運動負荷を伴う訓練開始前，および運動負荷を伴う訓練開始後の運動負荷時の患者の状態に応じて，運動負荷を伴う訓練を安全に継続することが可能か，あるいは控えるべきかを判断する指針を記述することとした．

臥位での関節可動域訓練やポジショニング，座位での摂食機能療法等は運動負荷を伴わず，患者の全身状態に与える影響はわずかであると考えられる．このような訓練は当基準に該当する場合においても安全に実施できる可能性があるため，個別に判断することが必要である．

2. 臨床疑問（Clinical Question：CQ）

CQ の設定としては，訓練実施前の問診やバイタルサイン測定時に異常が感じられた際に当日の訓練を実施するか？，あるいは訓練中に新規に異常を生じた際にその訓練を中止するか？，としている．

CQ の項目としては以下のものをあげることとした．

・血圧，脈拍，意識，呼吸等のバイタルサイン異常
・重篤な合併症を疑わせる症状である胸痛
・比較的高頻度に遭遇すると想定される症状である，筋骨格系の疼痛，頭痛，腹痛，嘔気・嘔吐，めまい，痙攣，発熱，浮腫

3. エビデンスの限界

本章のエビデンスとなる，PICO 形式のデザインに則った研究はごく少数であった．医療安全や合併症に関する研究は倫理的に RCT とすることに問題があることや，パブリケーションバイアスを生じる危険性があることが影響していると考えられる．このため，本章ではリハビリテーション医療に関連しない研究や既存のガイドライン，各分野における代表的な専門書等も参考とした．このため，本章で引用されているエビデンスの多くは，リハビリテーション医療の対象となる患者群とは必ずしも一致していないという限界をもっている．

4. 利用にあたっての注意点

バイタルサイン等について具体的な数値を示している部分もあるが，これらはあくまでも目安であり，絶対的なものではない．特に心大血管疾患の急性期や術後早期，脳血管疾患の急性期等では全身状態は不安定であり，本基準のみで適切に対応することは困難である．そのほか，高齢者やがん患者等虚弱な患者においても慎重な対応を行う必要がある場合もある．実際の臨床現場においては個々の患者の状態に応じて個別に判断する必要がある．これはリハビリテーション処方を行う医師の責任において行われることが求められる．

また，本章の解説では具体的な疾患名等も記述されているが，本ガイドラインは診断のためのマニュアルではなく，これらの記述をもって診断を進めることは適切ではない．診断の確定は患者を担当する医師の責任であり，患者の状況に応じて精査を行い，診断を確定する必要がある．また担当医にて診断が困難な場合には，必要に応じてより高い専門性を有する医師に紹介することを検討するべきである．

1　血圧上昇・低下

第 2 章　運動負荷を伴う訓練を実施するための基準　**1　血圧上昇・低下**

cq 1　血圧上昇・血圧低下がある場合に運動負荷を伴う訓練を行うか？

推奨

▶ 血圧変動の原因が明確であり，全身状態が安定していると判断できる場合は，訓練を実施することを提案する．ただし，訓練を実施する際には，症状やバイタルサインの変化に注意し，訓練内容は患者の状態に応じて調整する必要がある．

···● グレード▶**2C**　推奨の強さ▶**弱い推奨**　エビデンスの確実性▶**弱**

▶ 訓練中止を考慮する目安として，収縮期血圧 180〜200 mmHg を超える場合，または収縮期血圧 70〜90 mmHg 未満を参考値とすることを提案する．

···● グレード▶**2D**　推奨の強さ▶**弱い推奨**　エビデンスの確実性▶**とても弱い**

エビデンス

　　血圧はバイタルサインの 1 つであり，全身状態を把握するために重要な指標である．院内で生じた心肺停止の予測因子に関する調査では，意識レベルの低下，意識消失，低血圧（収縮期血圧＜90 mmHg），徐呼吸，頻呼吸，SaO_2 低下，徐脈が有意な因子として抽出された[1]．また，ICU に入室する必要を生じた患者において，入室の 8 時間前に生じたバイタルサインの異常では，血圧低下（収縮期血圧＜90 mmHg）が最も多くみられていた[2]．さらに，迅速対応システム（Rapid Response System：RRS）の呼び出し基準を検証する症例対照研究において，血圧低下は ICU 入室の危険因子とされた．そのオッズ比は収縮期血圧 90 mmHg 以下 6.4（95% 信頼区間：4.5-9.2），収縮期血圧 85 mmHg 以下 11.0（95% 信頼区間：6.7-18.1），収縮期血圧 80 mmHg 以下 20.6（95% 信頼区間：12.3-34.4）となっていた[3]．

解説

　　リハビリテーション医療の対象となる患者は様々な併存疾患があることが多く，低血圧や高血圧も頻繁にみられる．基礎疾患がなく生じる本態性低血圧や本態性高血圧と，何らかの基礎疾患により二次的に血圧が低下・上昇するものがある．血圧異常では重要臓器の血流障害による問題を生じる可能性がある．脳はその筆頭となる．脳血管には自動調節機構があり，血圧が変動しても脳への血流量を維持する機構で，生理的状態では，収縮期血圧が 70〜150 mmHg の範囲内であれば脳血流量は一定に保たれるとされている[4]．

　　リハビリテーション医療の対象となる疾患には自律神経障害を呈するものも多く含まれる．これらの患者では起立性低血圧を生じることも少なくない．起立性低血圧は血圧値が低いのみでなく，ふらつき等の異常を呈することも多く，リハビリテーションの阻害因子として重要である．しかし起立性低血圧を呈する患者に対して積極的なリハビリテーション治療を実施しないことは，廃用症

25

候群の合併や増悪によりさらに起立性低血圧を増悪させることとなる可能性がある．血圧低下によるふらつきからの転倒事故等に注意しつつ離床を進めることが必要である．European Federation of Neurological Societies（EFNS）の起立性低血圧治療ガイドラインでは，長時間の臥床，急激な起立を回避することが推奨されている．また個別に調整された運動療法も必要であるとしている[5]．

ショックにおいても血圧低下がみられる．ショックの診断基準は確立されておらず，血圧値の基準値も設定されていない．これまでの研究等では収縮期血圧＜90 mmHg を基準としているものが散見される[6]．ショックの徴候としては，低血圧のほかに冷汗，乏尿，精神状態の変化，代謝性アシドーシスがみられることが多い．出血による循環血漿量減少性ショック，心筋梗塞や不整脈による心原性ショック，肺血栓塞栓症や緊張性気胸による閉塞性ショック，敗血症性ショックやアナフィラキシーショック等が特に緊急性が高い状態である．

高血圧は頻度の高い併存疾患であり，その多くは緊急性のない本態性高血圧である．血圧上昇で特に問題となるのは，高血圧緊急症や高血圧切迫症により重要臓器の障害を生じる場合であり，これらでは早急な対応が必要となる．日本高血圧学会による『高血圧治療ガイドライン2014』においては以下の推奨がなされている[7]．

・高血圧性脳症や急性大動脈解離に合併した高血圧，肺水腫を伴う高血圧性左心不全，重症高血圧を伴う急性冠症候群，褐色細胞腫クリーゼ，子癇や重症高血圧を伴う妊娠等では急性の臓器障害が進行するため，入院のうえ，ただちに経静脈的降圧治療を開始する必要がある（推奨グレード B）．

・急性の臓器障害を伴わない，または，進行の可能性が低い持続性の著明な高血圧（通常，180/120 mmHg 以上）は切迫症として内服薬により降圧を図るが，臓器障害を有する例や治療抵抗性を示す例が多く，高血圧専門医への紹介が望ましい（推奨グレード B）．

日本循環器学会を中心とする合同研究班による，『心血管疾患におけるリハビリテーションに関するガイドライン（2012年改訂版）』では，生活習慣病に対する運動療法の禁忌をあげている．その中で高血圧の場合では，180/100 mmHg 以上の場合には運動療法は禁忌とされている[8]．

訓練の中止・実施基準についてはいくつかのエキスパートコンセンサスがみられる．米国心臓協会（American Heart Association：AHA）の運動負荷試験と運動療法に関するガイドラインにおいては，運動負荷試験の相対的禁忌として，安静時収縮期血圧＞200 mmHg または拡張期血圧＞110 mmHg としている[9]．本ガイドライン初版では血圧に関連する項目として，安静時収縮期血圧 70 mmHg 以下，安静時収縮期血圧 200 mmHg 以上，安静時拡張期血圧 120 mmHg 以上を積極的なリハビリテーションを実施しない基準としていた．

院内の急変に対応し，院内心停止を予防するチームとして，RRS の整備が進んでいる．AHA による Advanced Cardiac Life Support（ACLS）では RRS 呼び出しの基準として収縮期血圧が 90 mmHg 未満，および症候性高血圧をあげている[10]．Agency for Healthcare Research and Quality（AHRQ）においても RRS を整備することが推奨されており，血圧に関する呼び出し基準として収縮期血圧＞180 mmHg，または＜90 mmHg をあげている[11]．

ICU 入室中の患者にも広くリハビリテーション医療は行われており，訓練の中止基準に関するエキスパートコンセンサスがみられる．これらの基準にも血圧が含まれることが多い．そこでは，平均血圧＜60 mmHg と＞110 mmHg[12]，収縮期血圧＞180 mmHg[13]，平均血圧＜65 mmHg[14]，収縮期血圧＞180 mmHg，収縮期または拡張期血圧の 20％ より大きい低下[13]，平均血圧＜65 mmHg または＞110 mmHg[15]等とされている．

このように，ICU 入室中の患者では平均血圧を用いられることも多い．平均血圧の正確な測定には，動脈内にカテーテルを挿入する必要があるが，便宜的に以下の式により計算することもできる．

平均血圧（mmHg）＝拡張期血圧（mmHg）＋脈圧÷3
脈圧＝収縮期血圧（mmHg）－拡張期血圧（mmHg）

これらから訓練の中止を考慮する目安として，収縮期血圧 180〜200 mmHg を超える場合，あるいは 70〜90 mmHg 未満を参考値とすることができると考える．しかし血圧異常においては，通常の血圧値からの変動量や，併存疾患等，患者の背景因子も参考として医師が総合的な判断をすることが必要である．

❖文献

1) Buist M, Bernard S, Nguyen TV, et al. Association between clinically abnormal observations and subsequent in-hospital mortality：a prospective study. Resuscitation 2004；62：137-41.
2) Hillman KM, Bristow PJ, Chey T, et al. Duration of life-threatening antecedents prior to intensive care admission. Intensive Care Med 2002；28：1629-34.
3) Cretikos M, Chen J, Hillman K, et al. The objective medical emergency team activation criteria：A case-control study. Resuscitation 2007；73：62-72.
4) 日本循環器学会，日本救急医学会，日本小児循環器学会，他．2011 年合同研究班．失神の診断・治療ガイドライン（2012 年改訂版）．
   http://www.j-circ.or.jp/guideline/pdf/JCS2012_inoue_h.pdf（2018 年 1 月 31 日閲覧）
5) Lahrmann H, Cortelli P, Hilz M, et al. EFNS guidelines on the diagnosis and management of orthostatic hypotension. Eur J Neurol 2006；13：930-6.
6) Li Y, Chan CP, Sin K, et al. Validating a pragmatic definition of shock in adult patients presenting to the ED. Am J Emerg Med 2014；32：1345-50.
7) 日本高血圧学会高血圧治療ガイドライン作成委員会(編)．高血圧治療ガイドライン 2014．ライフサイエンス出版 2014：42-3.
8) 日本循環器学会，日本冠疾患学会，日本胸部外科学会，他．2011 年合同研究班．心血管疾患におけるリハビリテーションに関するガイドライン（2012 年改訂版）．
   http://www.j-circ.or.jp/guideline/pdf/JCS2012_nohara_h.pdf（2018 年 4 月 4 日閲覧）
9) Fletcher GF, Ades PA, Arena R, et al. Exercise Standards for Testing and Training. A Scientific Statement from the American Heart Association. Circulation 2013；128：873-934.
10) American Heart Association(編)．ACLS プロバイダーマニュアル　AHA ガイドライン 2015 準拠．シナジー，2017.
11) Agency for Healthcare Research and Quality（AHRQ）. Rapid Response Systems.
   https://psnet.ahrq.gov/primers/primer/4/rapid-response-systems（2018 年 1 月 31 日閲覧）
12) Sommers J, Engelbert RH, Dettling-Ihnenfeldt D, et al. Physiotherapy in the intensive care unit：an evidencebased, expert driven, practical statement and rehabilitation recommendations. Clin Rehabil 2015；29：1051-63.
13) Adler J, Malone D. Early mobilization in the intensive care unit：a systematic review. Cardiopulm Phys Ther J 2012；23：5-13.
14) Pohlman MC, Schweickert WD, Pohlman AS, et al. Feasibility of physical and occupational therapy beginning from initiation of mechanical ventilation. Crit Care Med 2010；38：2089-94.
15) 日本集中治療医学会早期リハビリテーション検討委員会．集中治療における早期リハビリテーション―根拠に基づくエキスパートコンセンサス―．日本集中治療医学会雑誌 2017；24：255-303.

II　運動負荷を伴う訓練を実施するための基準

第2章　運動負荷を伴う訓練を実施するための基準　2　不整脈

CQ 2-1　不整脈が生じている場合に運動負荷を伴う訓練を行うか？

推奨

▶ 不整脈の原因が明確であり，全身状態が安定していると判断できる場合は，訓練を実施することを提案する．ただし，訓練を実施する際には，症状やバイタルサインの変化に注意し，訓練内容は患者の状態に応じて調整する必要がある．

……………………………………● グレード▶ **2C**　推奨の強さ▶**弱い推奨**　エビデンスの確実性▶**弱**

CQ 2-2　訓練中に不整脈が生じた場合はどのようにするか？

推奨

▶ 新規に不整脈を生じた場合，または脈拍の変動が顕著な場合，または随伴症状を伴う不整脈を生じた場合は，当日の訓練は中止して精査を行うことを推奨する．

……………………………………● グレード▶ **1C**　推奨の強さ▶**強い推奨**　エビデンスの確実性▶**弱**

▶ 訓練中止を考慮する目安として，脈拍 40/分未満，または 120/分〜150/分を超える場合を参考値とすることを提案する．

……………………………………● グレード▶ **2D**　推奨の強さ▶**弱い推奨**　エビデンスの確実性▶**とても弱い**

■ エビデンス

　　不整脈は突然死の原因となるもこともあり，これらの関係についていくつかの報告がみられる．ホルター心電図記録中に生じた突然死に関する報告によると，突然死を生じた症例において頻脈性不整脈が 72〜84％，徐脈性不整脈が 16〜27％ であったとしている[1-3]．

　　心筋梗塞の既往がある患者に対する 5 年間の調査では，複雑性心室性期外収縮のある群の 5 年間の心原性突然死は 25％ で，心室性期外収縮のない群の 6％ と比べ有意に高かった[4]．その一方で，無症候性頻発性，複雑性心室性期外収縮のある健常成人の調査では，死亡率は健常集団の死亡率と差がなく，予後は良好であるとされている[5]．

　　心房細動は加齢とともに有病率が上昇する．米国の調査では 60 歳を超えると有病率は増加し，65 歳代以降では 5.9％ になるとされている[6]．わが国での有病率は 80 歳以上では男性 4.4％，女性 2.2 とされている[7]．心房細動がある患者に対する運動療法についての Cochrane Systematic Review では運動療法を実施した群で最大酸素摂取能の有意な改善がみられた．そして運動療法を実施した群と対照群の間で死亡や重篤な合併症の発生頻度には有意差がみられなかった[8]．運動療法の内容としては，筋力強化訓練や有酸素運動等が実施されていた．

　　また，重症心室頻拍や心室細動では植え込み型除細動器（Implantable Cardioverter Defibrillator：

ICD）が適応となる場合がある．ICD が設置された患者に対する運動療法の実施によって不整脈の発生や死亡率は有意に増加しないとされている[9,10]．

解説

　不整脈で最も重大な問題となるのは心臓突然死である．日本循環器学会を中心とする合同研究班から，『心臓突然死の予知と予防法のガイドライン』，および『不整脈薬物治療に関するガイドライン』が刊行されている．そこでは，器質的心疾患に伴う持続性心室頻拍はしばしば致死的で，不整脈死をきたす危険が高いとされている．その一方で，健常人でも，ホルター心電図で 20〜35% に心室期外収縮が認められる．そして，100 個/日以上または 2 連発を認める頻度は 5% 以下，非持続性心室頻拍は 3% 以下に認められる．心疾患のないこれらの不整脈の予後は良好で，突然死の危険因子とはならないとされている[11]．また，『不整脈薬物治療に関するガイドライン』においても，基礎心疾患がない例における心室期外収縮・単形性非持続性心室頻拍は特発性で一般に予後は良好であり，自覚症状がないか軽度の場合は薬物投与を行う必要がないとされている[12]．これらより，不整脈を生じている場合には，その患者に器質的心疾患があるかを確認することが必要となる．

　徐脈も突然死の原因となる可能性があるものである．重度の徐脈では，失神，眼前暗黒感やめまい，運動耐容能低下，心不全等を生じることがある．症状を伴う徐脈ではペースメーカーの適応となることがある．ペースメーカー設置の適応としては，症状の性質と強さが重要であるとされている[13]．

　近年では一次救命処置（Basic Life Support：BLS）や二次救命処置（Advanced Cardiac Life Support：ACLS）の手順も標準化とマニュアルの整備が進んでいる．

　American Heart Association（AHA）による ACLS では，心肺停止やその他の心血管エマージェンシーに対する対応方法を標準化している．そこでは心拍数＜50/分の場合は徐脈とされる．徐脈に対する対応アルゴリズムでは，低血圧，急性意識障害，ショックの徴候，虚血性胸部不快感，急性心不全がみられる持続的な徐脈の場合には，アトロピンの投与や専門医への紹介を考慮することが推奨されている．心拍数＞100/分の場合は頻脈とされる．心拍数が 150/分を超えると多くの場合で症状が出現し，患者の状態が不安定であれば多くの場合同期電気ショックが必要となるとされている．頻脈に対する対応アルゴリズムでは，低血圧，急性意識障害，ショックの徴候，虚血性胸部不快感，急性心不全がみられる持続的な頻脈や，心電図において幅の広い（≧0.12 秒）QRS 波形の場合には，電気ショックや抗不整脈薬の投与，専門医への紹介を考慮することが推奨されている[14]．

　わが国においては日本蘇生協会による JRC 蘇生ガイドライン 2015 では徐脈や頻脈について対応アルゴリズムが示されている．

　徐脈の定義は心拍数 60/分未満とされ，以下に該当する場合には循環器医への紹介が推奨されている[15]．

・徐脈によって生じている症候はあるか？（症状：意識状態の悪化，失神，持続する胸痛，呼吸困難等，徴候：血圧低下，ショックの所見等）

・III度・高度あるいはモビッツ II 度房室ブロックはあるか？

　頻脈の定義は心拍数 100/分以上とされ，以下に該当する場合には循環器医への紹介が推奨されている．

・状態は不安定か？（症状：意識状態の悪化，失神，持続する胸痛，呼吸困難等，徴候：血圧低

下，ショックの所見等）

・症候は頻拍によるものか？（通常 150/分以上）

日本循環器学会を中心とする合同研究班による『循環器医のための心肺蘇生・心血管救急に関するガイドライン』においても頻脈の定義は心拍数＞100/分とされている．症状・徴候等に応じた対応アルゴリズムが示されている．ここでは不安定な状態を示す症状や徴候として，意識状態の悪化，失神，呼吸困難，持続する胸痛，血圧低下やショックの所見（冷や汗，四肢冷感，尿量減少，意識低下等，心拍数＞150/分等があげられている[16]．

心房細動も高頻度にみられる不整脈である．心房細動では血栓塞栓症のリスクが増大し，心房収縮の欠如と不適切な心拍数による心機能低下や胸部症状が出現し得る[13]とされている．心房細動のある患者では適切な治療が実施されているかを把握し，訓練中のバイタルサインの変動にも注意する必要がある．

不整脈は重篤な急変の予測因子であり，迅速対応システム（Rapid Response System：RRS）の呼び出し基準にも含まれることが多い．AHA による ACLS では RRS 呼び出しの基準として心拍数が 40/分未満または 140/分を超えるものとしている[14]．Agency for Healthcare Research and Quality（AHRQ）においても，脈拍に関する呼び出し基準として心拍数が 40/分未満または 140/分を超えるものをあげている[17]．

ICU 入室中の患者における訓練の適応基準や中止基準として様々なエキスパートコンセンサスが報告されている．これらの基準にも脈拍が含まれていることが多い．脈拍の基準値として，徐脈については＜40/分とするものが多くみられる[18-21]．

頻脈の基準値については＞130/分[18-21]のほかに＞150/分[22]とするものもみられる．そのほかに，新しい不整脈の出現[19]とするものや，運動開始後の心拍数減少や徐脈の出現[21]とするものもみられた．

本ガイドライン初版では脈拍に関連して，安静時脈拍 40/分以下または 120/分以上や，著しい不整脈がある場合には積極的なリハビリテーションを実施しない基準とされていた．

これらより，徐脈は 40/分未満が訓練中止を考慮する目安として複数のエキスパートコンセンサスで一致がみられている．その一方で頻脈については 120/分～150/分と基準に幅がみられている．患者の全身状態に応じて医師が総合的な判断をすることが必要である．

❖文献

1) Bayes de Luna A, Coumel P, Leclercq JF. Ambulatory sudden cardiac death：mechanisms of production of fatal arrhythmia on the basis of data from 157 cases. Am Heart J 1989；117：151-9.

2) 渡邉英一．突然死の実態―ホルター心電図装着中の心停止―．Jpn J Electrocardiology 2015；35：213-8.

3) ホルター記録中の突然死調査委員会．ホルター記録中の突然死調査委員会の集計報告（第 1 報）．Jpn J Electrocardiology 2008；28：243-50.

4) Ruberman W, Weinblatt E, Goldberg JD, et al. Ventricular premature complexes and sudden death after myocardial infarction. Circulation 1981；64：297-305.

5) Kennedy HL, Whitlock JA, Sprague MK, et al. Long-term follow-up of asymptomatic healthy subjects with frequent and complex ventricular ectopy. N Engl J Med 1985；312：193-7.

6) Feinberg WM, Blackshear JL, Laupacis A, et al. Prevalence, age distribution, and gender of patients with atrial fibrillation. Analysis and implications. Arch Intern Med 1995；155：469-73.

7) Inoue H, Fujiki A, Origasa H, et al. Prevalence of atrial fibrillation in the general population of Japan：an analysis based on periodic health examination. Int J Cardiol 2009；137：102-7.

8) Risom SS, Zwisler S, Johansen PP, et al. Exercise-based cardiac rehabilitation for adults with atrial fibrillation. Cochrane Database Syst Rev 2017 Feb 9；2：CD011197.

9) Berg SK, Zwisle AD, Koch MB, et al. Implantable cardioverter defibrillator specific rehabilitation improves health cost outcomes：Findings from the COPE-ICD randomized controlled trial. J Rehabil Med 2015；47：267-72.

10) Dougherty CM, Glenny RW, Burr RL, et al. Prospective randomized trial of moderately strenuous aerobic exercise after an implantable cardioverter defibrillator. Circulation 2015；131：1835-42.

11) 日本循環器学会，日本冠疾患学会，日本胸部外科学会，他．2009年度合同研究班．循環器病の診断と治療に関するガイドライン．心臓突然死の予知と予防法のガイドライン（2010年改訂版）．
http://www.j-circ.or.jp/guideline/pdf/JCS2010aizawa.h.pdf（2018年1月31日閲覧）

12) 日本循環器学会，日本小児循環器学会，日本心臓病学会，他．2008年度合同研究班．循環器病の診断と治療に関するガイドライン．不整脈薬物治療に関するガイドライン（2009年改訂版）．
http://www.j-circ.or.jp/guideline/pdf/JCS2009_kodama_h.pdf（2018年1月31日閲覧）

13) 日本循環器学会，日本胸部外科学会，日本人工臓器学会，他．2010年度合同研究班．循環器病の診断と治療に関するガイドライン．不整脈の非薬物治療ガイドライン（2011年改訂版）．
https://web.pref.hyogo.lg.jp/kf08/documents/guideline.pdf（2018年1月31日閲覧）

14) American Heart Association(編)．ACLSプロバイダーマニュアル　AHAガイドライン2015準拠．シナジー，2017．

15) 日本蘇生協議会（監）．JRC蘇生ガイドライン2015．医学書院，2016．

16) 日本循環器学会，日本小児循環器学会，日本心臓血管外科学会，他．2007-2008年度合同研究班．循環器病の診断と治療に関するガイドライン．循環器医のための心肺蘇生・心血管救急に関するガイドライン．
http://www.j-circ.or.jp/guideline/pdf/JCS2010kasanuki_h.pdf（2018年1月31日閲覧）

17) Agency for Healthcare Research and Quality（AHRQ）. Rapid Response Systems.
https://psnet.ahrq.gov/primers/primer/4/rapid-response-systems（2018年1月31日閲覧）

18) Sommers J, Engelbert RH, Dettling-Ihnenfeldt D, et al. Physiotherapy in the intensive care unit：an evidencebased, expert driven, practical statement and rehabilitation recommendations. Clin Rehabil 2015；29：1051-63.

19) Adler J, Malone D. Early mobilization in the intensive care unit：a systematic review. Cardiopulm Phys Ther J 2012；23：5-13.

20) Pohlman MC, Schweickert WD, Pohlman AS, et al. Feasibility of physical and occupational therapy beginning from initiation of mechanical ventilation. Crit Care Med 2010；38：2089-94.

21) 日本集中治療医学会早期リハビリテーション検討委員会．集中治療における早期リハビリテーション―根拠に基づくエキスパートコンセンサス―．日集中医誌2017；24：255-303．

22) Hodgson CL, Stiller K, Needham DM, et al. Expert consensus and recommendations on safety criteria for active mobilization of mechanically ventilated critically ill adults. Critical Care 2014；18：658.

II 運動負荷を伴う訓練を実施するための基準

第2章 運動負荷を伴う訓練を実施するための基準 3 意識障害

cq 3-1 意識障害がある場合に運動負荷を伴う訓練を行うか？

推奨

▶ 意識障害を生じている原因が明確であり，全身状態が安定していると判断できる場合は，訓練を実施することを提案する．ただし，訓練を実施する際には，症状やバイタルサインの変化に注意し，訓練内容は患者の状態に応じて調整する必要がある．

⋯⋯⋯⋯⋯⋯⋯⋯⋯⋯⋯⋯⋯⋯ ●グレード▶**2C** 推奨の強さ▶**弱い推奨** エビデンスの確実性▶**弱**

cq 3-2 訓練中に意識障害が生じた場合はどのようにするか？

推奨

▶ 意識障害を新規に生じた場合や，意識障害が増悪傾向にある場合は，当日の訓練は中止し，精査を行うことを推奨する．

⋯⋯⋯⋯⋯⋯⋯⋯⋯⋯⋯⋯⋯⋯ ●グレード▶**1C** 推奨の強さ▶**強い推奨** エビデンスの確実性▶**弱**

■ エビデンス

　新規に生じた意識障害は一次救命処置の開始を考慮するべき状態である．しかし日常診療のなかで意識障害が遷延している患者にリハビリテーション治療を実施する機会は多くみられる．

　意識障害を呈した急性期脳外傷患者に対する早期離床の非ランダム化比較試験が実施されている．そこでは早期離床が行われた群は行われなかった群に対して，ADL の有意な改善があり，有害事象はみられなかったとされている[1]．

　意識障害には，意識の変容であるせん妄も含まれる．せん妄は入院患者に高頻度にみられる問題であり，高齢患者（65歳以上）においては，入院患者の 11～42% に発症するとされている[2]．せん妄を合併した症例では，死亡率の上昇，施設入所リスクが高まり，さらに認知症発症のリスクも高まるとされている[3]．せん妄に対する非薬物的な多因子介入により，有意にせん妄発生件数が減少し，せん妄が短期化したとしている[4]．Cochrane Systematic Review においても，多因子介入によりRR0.69（95% 信頼区間：0.59-0.81）でせん妄の発症を減少するとしている[5]．

　意識障害には，一時的な意識消失である失神もある．失神の原因としては，心原性が 10%，血管迷走神経性が 21%，起立性低血圧が 9%，原因不明が 37% であった．心原性失神を生じた場合には，失神を経験しなかった場合と比較して死亡のハザード比が約2倍となる．それに対して血管迷走神経性失神では死亡のハザード比は失神を経験していなかった場合と同等であり，予後は良好であった[6]．また，失神を生じた際に転倒し，外傷を合併することがある．わが国において失神で救急搬送された患者の 17% に外傷を合併していたとされている[7]．失神を生じた患者では外傷の有無につ

いても確認をする必要がある.

解説

　一次救命処置（Basic Life Support：BLS）において，意識の有無は最初に評価される．その後に循環と呼吸状態が評価され，必要に応じて処置が実施されることとなる．意識障害を生じている患者では，循環・呼吸の異常がないかを確認することが必要となる．意識障害の程度は様々であり変動を伴うこともあるため，Japan Come Scale（JCS）や Glasgow Coma Scale（GCS）等，標準化された方法で評価することが必要である.

　意識障害をきたす原因は多数ある．JRC 蘇生ガイドラインでは，急性意識障害の原因として神経系疾患は約 30% であり，そのほかに中毒，外傷，精神疾患，感染，内分泌代謝異常等，多種の要因が関与しているとしている[8]．リハビリテーション医療の対象となる患者では脳卒中の危険因子をもっていることも多く，意識障害を呈した場合には新規に発生した脳卒中を除外することが必要となる.

　日本救急医学会および日本神経救急学会による脳卒中初期診療のための Immediate Stroke Life Support（ISLS）コースでは，意識障害傷病者の病院前搬送判断のフローが作成されている．頭蓋内疾患を見落とさないためのスクリーニング内容として，血圧（収縮期血圧 160 mmHg，拡張期血圧 140 mmHg 以上），突然生じた頭痛，神経学的異常（麻痺，失語，構音障害，瞳孔不同，痙攣発作），髄膜刺激症状（嘔吐，項部硬直，ケルニッヒ徴候）があげられている．これらに該当する場合は，頭蓋内疾患が疑われるため，速やかに頭蓋内疾患に対応できる医療機関に搬送することが推奨されている[9].

　脳卒中の急性期においては血圧上昇がみられることが多い．意識障害を生じた患者における観察研究で，血圧と脳病変の関係が調査されている．そこでは収縮期血圧が 170 mmHg 以上であれば尤度比 6.09，90 mmHg 以下であれば尤度比は 0.04 であった[10]．意識障害を呈している患者で収縮期血圧が低い場合には脳病変は高い確率で否定できると考えることができる.

　せん妄は入院患者において比較的多くみられる問題である．夜間不穏等を生じる過活動性のせん妄のほかに，低活動性のせん妄もみられる．せん妄ではリハビリテーション治療を含む多因子介入が必要である．ICU 入室中の患者においても高頻度にせん妄は発生し，その対策として，日本版・集中治療室における成人重症患者に対する痛み・不穏・せん妄管理のための臨床ガイドラインが発行されている．そこでは，せん妄の発症や期間を減少させるために早期からのリハビリテーションが推奨されている[11].

　また，意識障害の原因として，非痙攣性てんかん発作も鑑別診断にあげられる．脳血管障害や脳外傷，脳症等，てんかん発作の危険因子がある場合には，脳波等による精査が必要である.

　リハビリテーション治療中の失神も時にみられる．失神で注意するべきものは心原性の失神である．日本循環器学会を中心とする合同研究班から刊行されている「失神の診断・治療ガイドライン」では失神患者の高リスク基準として，器質的心疾患や冠動脈疾患，不整脈，重度の貧血，電解質異常があげられている[12].

　このほかにも意識障害を生じる原因となる疾患は数多くある．診断の確定には時間がかかる場合もあるが，診断確定まで訓練を実施できないことは廃用症候群を発生する危険性もある．患者の全身状態に応じて訓練実施の可否や内容を個別に判断することが必要である.

意識状態の悪化は迅速対応システム（Rapid Response System：RRS）の呼び出し基準にも含まれることが多い．AHA による Advanced Cardiac Life Support（ACLS）では RRS 呼び出しの基準として，予期せぬ意識レベル低下をあげている[13]．同様に Agency for Healthcare Research and Quality：AHRQ においても呼び出し基準として，意識状態の急速な変化をあげている[14]．原因の特定されていない意識障害の場合には，必要に応じて緊急対応を行い，精査を進めることが必要である．

❖文献

1) Bartolo M, Bargellesi S, Castioni CA, et al. Mobilization in early rehabilitation in intensive care unit patients with severe acquired cerebral injury：An observational study. J Rehabil Med 2017；49：715-22.
2) Siddiqi N, House AO, Holmes JD. Occurrence and outcome of delirium in medical in-patients：a systematic literature review. Age Ageing 2006；35：350-64.
3) Witlox J, Eurelings LSM, Jonghe JFM, et al. Delirium in elderly patients and the risk of postdischarge mortality, institutionalization, and dementia：a meta-analysis. JAMA 2010；304：443-51.
4) Inouye SK, Bogardus ST, Charpentier PA, et al. A multicomponent inetervention to prevent delirium in hospitalized older patients. N Eng J Med 1999；340：669-76.
5) Siddiqi N, Harrison JK, Clegg A, et al. Interventions for preventing delirium in hospitalised non-ICU patients. Cochrane Database of Systematic Reviews 2016, Issue 3. Art. No.：CD005563.
6) Soteriades ES, Evans JC, Larson MG, et al. Incidence and prognosis of syncope. N Engl J Med 2002；347：878-85.
7) Hori S. Diagnosis of patients with syncope in emergency medicine. Keio J Med 1994；43：185-91.
8) 日本蘇生協議会．JRC 蘇生ガイドライン 2015．医学書院，2016.
9) 「ISLS コースガイドブック」編集委員会：ISLS コースガイドブック．へるす出版，2006.
10) Ikeda M, Matsunaga T, Irabu N, et al. Using vital signs to diagnose impaired consciousness：cross sectional observational study. BMJ 2002；325：800.
11) 日本集中治療医学会 J-PAD ガイドライン作成委員会．日本版・集中治療室における成人重症患者に対する痛み・不穏・せん妄管理のための臨床ガイドライン．日本集中治療医学会雑誌 2014；21：539-79.
12) 日本循環器学会，日本救急医学会，日本小児循環器学会，他．2011 年合同研究班．失神の診断・治療ガイドライン（2012 年改訂版）．http://www.j-circ.or.jp/guideline/pdf/JCS2012_inoue_h.pdf（2018 年 1 月 31 日閲覧）
13) American Heart Association(編)．ACLS プロバイダーマニュアル　AHA ガイドライン 2015 準拠．シナジー，2017.
14) Agency for Healthcare Research and Quality（AHRQ）. Rapid Response Systems. https://psnet.ahrq.gov/primers/primer/4/rapid-response-systems（2018 年 1 月 31 日閲覧）

4 呼吸異常

第2章 運動負荷を伴う訓練を実施するための基準 4 呼吸異常

CQ 4-1 呼吸状態が不良な場合に運動負荷を伴う訓練を行うか？

推奨

▶ 呼吸状態が不良となっている原因が明確であり，全身状態が安定していると判断できる場合は，訓練を実施することを提案する．ただし，訓練を実施する際には，症状やバイタルサインの変化に注意し，訓練内容は患者の状態に応じて調整する必要がある．また，必要に応じて排痰・呼吸介助，酸素使用等も考慮する．

● グレード▶ **2C** 推奨の強さ▶**弱い推奨** エビデンスの確実性▶**弱**

CQ 4-2 訓練中に呼吸状態が不良となった場合はどのようにするか？

推奨

▶ 呼吸状態が急速に悪化した場合，または呼吸数や SpO_2 の変動が顕著な場合，またはその他のバイタルサインに異常を伴う場合は，当日の訓練は中止して精査を行うことを推奨する．

● グレード▶ **1C** 推奨の強さ▶**強い推奨** エビデンスの確実性▶**弱**

▶ 訓練中止を考慮する目安として，呼吸数 30～40 回/分を超える場合，または呼吸数 5～8 回/分未満，または SpO_2 値 88～90% 未満を参考値とすることを提案する．

● グレード▶ **2D** 推奨の強さ▶**弱い推奨** エビデンスの確実性▶**とても弱い**

エビデンス

　呼吸はバイタルサインの1つであり，重篤な有害事象の予測因子とされている．院内で生じた心肺停止の予測因子に関する調査では，意識レベルの低下，意識消失，低血圧，徐呼吸（＜6 回/分），頻呼吸（＞30 回/分），SaO_2 低下（＜90%），徐脈が有意な因子として抽出された．その中でオッズ比が最大のものは，徐呼吸（オッズ比 14.4，95% 信頼区間：2.6-80.0）であり，次いで頻呼吸（オッズ比 7.2，95% 信頼区間：3.9-13.2）であった[1]．

　急変から死亡に至る危険性が高い合併症として，肺血栓塞栓症が知られている．発症時の症状としては呼吸困難が 81% で最多であるが，失神も 33% でみられたとする報告もある[2]．

　急性冠症候群における代表的な症状は胸痛であるが，一部で典型的な胸痛を呈さない場合もある．急性冠症候群の 8.4% で胸痛を認めなかったとする報告がある．胸痛を呈さない急性冠症候群患者の症状としては呼吸困難が 49.3% と高頻度であり，発汗 26.2%，嘔気・嘔吐 24.3%，失神 19.1% であったとしている[3]．

II　運動負荷を伴う訓練を実施するための基準

■ 解説

呼吸困難は，発症様式により，急性・発作性・亜急性・慢性等に分けられる．急速に発症した呼吸困難は重症・重篤であることが多く，迅速な対応が求められる．緊張性気胸，急性冠症候群，大動脈解離等，見逃してはならない疾患を念頭に置きながら[4]，バイタルサインやSpO_2の評価を行う．

特に危険な疾患としては肺血栓塞栓症があげられる．肺血栓塞栓症の症状としては，呼吸困難，頻呼吸，胸痛のいずれかが97%の症例でみられたとされている[5]．肺血栓塞栓症の発症時に血行動態が不安定であったものの死亡率は高いとされている．肺血栓塞栓症による死亡の予測因子は，年齢（＞70歳），がん，うっ血性心不全，慢性閉塞性肺疾患，低血圧，頻呼吸，心エコーの右室機能低下であったとされている[6]．

呼吸状態の異常を呈する疾患には重篤なものが含まれる反面，リハビリテーション治療が呼吸器疾患や循環器疾患の予後改善に有効であるとする報告も複数みられている．

慢性閉塞性肺疾患（Chronic Obstructive Pulmonary Disease：COPD）は呼吸リハビリテーションの対象となる代表的な疾患の一つである．COPDに対する呼吸リハビリテーションの効果に関するCochrane Systematic Reviewでは，呼吸リハビリテーションは呼吸困難や疲労感，QOLを有意に改善するとしている[7]．同様にCOPDの急性増悪に対する呼吸リハビリテーションの効果に関するCochrane Systematic Reviewにおいても，呼吸リハビリテーションにより運動耐容能とQOLが有意に改善したとしている[8]．そしてCOPDの診断，治療，予防のためのガイドライン（Global Initiative for Chronic Obstructive Lung Disease：GOLD）において，安定したCOPD患者に対する呼吸リハビリテーションは呼吸困難，健康状態や運動耐容能を改善するとして，実施することが推奨されている[9]．

呼吸困難を呈する疾患として心不全も高頻度にみられる問題である．心不全に対する運動療法の効果に関するCochrane Systematic Reviewでは運動療法を実施することは，再入院のリスクを減らし，患者のQOLを向上するとしている．そして運動療法を実施することで死亡のリスクが有意に上昇するとはいえないとしている[10]．

心不全に関しても，日本循環器学会を中心とする合同研究班による『急性・慢性心不全診療ガイドライン（2017年改訂版）』[11]において，自覚症状の改善や運動耐容能改善を目的として運動療法を実施することが推奨されている（推奨グレードA）．運動処方についても言及があり，「心不全の運動療法は，基本的に運動処方に従って行われるべきであり，とくに高齢者や左室機能の著明低下例，危険な不整脈や虚血出現の可能性がある例等では監視下で行われる」とされている．米国心臓病学会（American College of Cardiology：ACC）および米国心臓協会（American Heart Association：AHA）の心不全管理ガイドラインにおいても同様に運動療法が推奨されている[12]．

これらのことから，呼吸状態が不良であることは必ずしもリハビリテーション治療の禁忌とはならず，むしろ積極的な適応となり得る状態であると考えられる．

しかしながら，呼吸状態の異常は呼吸器や循環器の重大な障害が合併している可能性があり，実施にあたっては十分な注意が必要である．訓練実施中には自覚症状やバイタルサインの変動を評価することが求められる．

呼吸状態の異常は重篤な急変の予測因子であり，迅速対応システム（Rapid Response System：RRS）の呼び出し基準にも含まれることが多い．AHAによるAdvanced Cardiac Life Support（ACLS）ではRRS呼び出しの基準として，呼吸数が1分あたりに6回/分未満または30回/分を超えるものをあげている[13]．Agency for Healthcare Research and Quality：AHRQでは，呼吸数：28回/分以上，あるい

は 8 回/分以下をあげている[14].

　ICU 入室中の患者における訓練の中止基準として様々なエキスパートコンセンサスが報告されている．これらの基準には呼吸状態が含まれていることが多い．頻呼吸の基準値としては，呼吸数＞40 回/分[15-18]とするものや，呼吸数＞30 回/分[19]とするものがある．徐呼吸の基準値としては，呼吸数＜5 回/分[16-18]としているものがある．また SpO_2 を基準としているものもあり，その基準値は SpO_2 ＜90%[15,19]，SpO_2＜88%[17,18]，SpO_2＜88～90%[16]等があげられている．

　これらから訓練の中止を考慮する目安として，頻呼吸（30～40 回/分を超える場合），徐呼吸（5～8 回/分未満），SpO_2低下（88～90% 未満）を参考値とすることができると考える．

❖文献

1) Buist M, Bernard S, Nguyen TV, et al. Association between clinically abnormal observations and subsequent in-hospital mortality：a prospective study. Resuscitation 2004；62：137-41.

2) Niwa A, Nakamura M, Harada N, et al. Observational investigation of thrombolysis with the tissue type plasminogen activator monteplase for acute pulmonary embolism in Japan. Circ J 2012；76：2471-80.

3) Brieger D, Eagle KA, Goodman SG, et al. Acute Coronary Syndromes Without Chest Pain, An Underdiagnosed and Undertreated High-Risk Group. Chest 2004；126：461-9.

4) 金子正博. 症候論 S-3 呼吸困難　内科救急診療指針 2016. 日本内科学会，2016：39-45.

5) Stein PD, Terrin ML, Hales CA, et al. Clinical, laboratory, roentgenographic, and electrocardiographic findings in patients with acute pulmonary embolism and no pre-existing cardiac or pulmonary disease. Chest 1991；100：598-603.

6) Goldhaber SZ, Visani L, De Rosa M. Acute pulmonary embolism：clinical outcomes in the International Cooperative Pulmonary Embolism Registry（ICOPER）. Lancet 1999；9162：1386-9.

7) McCarthy B, Casey D, Devane D, et al. Pulmonary rehabilitation for chronic obstructive pulmonary disease. Cochrane Database of Systematic Reviews 2015, Issue 2. Art. No.：CD003793.

8) Puhan MA, Gimeno-Santos E, Cates C, et al. Pulmonary rehabilitation following exacerbations of chronic obstructive pulmonary disease. Cochrane Database of Systematic Reviews 2016, Issue 12. Art. No.：CD005305.

9) Global Initiative for Chronic Obstructive Lung Disease.
http://goldcopd.org/gold-2017-global-strategy-diagnosis-management-prevention-copd/（2018 年 1 月 31 日閲覧）

10) Taylor RS, Sagar VA, Davies EJ, et al. Exercise-based rehabilitation for heart failure. Cochrane Database of Systematic Reviews 2014, Issue 4. Art. No.：CD003331.

11) 日本循環器学会/日本心不全学会合同ガイドライン. 急性・慢性心不全診療ガイドライン（2017 年改訂版）
http://www.asas.or.jp/jhfs/pdf/topics20180323.pdf（2018 年 4 月 4 日閲覧）

12) Yancy CW, Jessup M, Bozkurt B, et al. 2013 ACCF/AHA Guideline for the Management of Heart Failure：Executive Summary. JACC 2013；62：1495-539.

13) American Heart Association（編）. ACLS プロバイダーマニュアル　AHA ガイドライン 2015 準拠. シナジー，2017.

14) Agency for Healthcare Research and Quality（AHRQ）. Rapid Response Systems.
https://psnet.ahrq.gov/primers/primer/4/rapid-response-systems（2018 年 1 月 31 日閲覧）

15) Sommers J, Engelbert RH, Dettling-Ihnenfeldt D, et al. Physiotherapy in the intensive care unit：an evidencebased, expert driven, practical statement and rehabilitation recommendations. Clin Rehabil 2015；29：1051-63.

16) Adler J, Malone D. Early mobilization in the intensive care unit：a systematic review. Cardiopulm Phys Ther J 2012；23：5-13.

17) Pohlman MC, Schweickert WD, Pohlman AS, et al. Feasibility of physical and occupational therapy beginning from initiation of mechanical ventilation. Crit Care Med 2010；38：2089-94.

18) 日本集中治療医学会早期リハビリテーション検討委員会. 集中治療における早期リハビリテーション―根拠に基づくエキスパートコンセンサス―. 日集中医誌 2017；24：255-303.

19) Hodgson CL, Stiller K, Needham DM, et al. Expert consensus and recommendations on safety criteria for active mobilization of mechanically ventilated critically ill adults. Critical Care 2014；18：658.

II　運動負荷を伴う訓練を実施するための基準

第2章　運動負荷を伴う訓練を実施するための基準　5　胸痛

CQ 5-1　胸痛がある場合に運動負荷を伴う訓練を行うか？

推奨

▶ 胸痛の原因が明確であり，全身状態が安定していると判断できる場合は，適切な疼痛管理のもと，訓練を実施することを提案する．ただし，訓練を実施する際には，症状やバイタルサインの変化に注意し，訓練内容は患者の状態に応じて調整する必要がある．

●グレード▶ **2C**　推奨の強さ▶**弱い推奨**　エビデンスの確実性▶**弱**

CQ 5-2　訓練中に胸痛が生じた場合はどのようにするか？

推奨

▶ 新規に発症した胸痛がある場合は，急性冠症候群や大動脈解離，肺血栓塞栓症，緊張性気胸等，重篤な疾患の可能性もある．このような疾患を疑う場合，原因が不明である場合や，その他のバイタルサインの異常を伴う場合は，当日の訓練は中止として，精査を行うことを推奨する．

●グレード▶ **1C**　推奨の強さ▶**強い推奨**　エビデンスの確実性▶**弱**

■ エビデンス

　　胸痛の原因としては，緊急性が高い疾患である虚血性心疾患や肺血栓塞栓症が含まれる一方で，筋骨格系の問題等，緊急性が高くないものも含まれている．胸痛の原因としては，胸壁を構成する筋骨格系の問題の頻度が最も高く36～49%であり，その他は消化管の問題が2～19%，心理的問題は5～11%とされ，緊急性が高いものの頻度としては，心疾患が16～22%，肺血栓塞栓症が2%とされる[1]．

　　胸痛を呈する疾患のうち，重篤で緊急性を要する疾患として不安定狭心症や心筋梗塞等の急性冠症候群（Acute Coronary Syndrome：ACS），大動脈解離，肺血栓塞栓症，緊張性気胸等があげられる．虚血性心疾患の明らかな既往があり，その症状に類似するか，より症状が強い場合はACSの可能性が高い[2]．ACSでも胸痛を伴わない場合もあるため，注意が必要である．急性心筋梗塞の33%は胸痛がなく，特に高齢者，女性，糖尿病の既往がある患者は非典型的な胸部症状を訴える傾向があり，また胸痛そのものがないこともあり，注意が必要である[3]．

　　ACSの胸痛の性状のレビューをもとにしたリスク分類[4]では，下記をあげている．

・低リスク：胸膜痛，体位により痛みが変化する，触診で痛みが再現できる，刺すような痛み

・低～中リスク：運動と関係のない胸痛，胸壁の狭い範囲での胸痛

・中～高リスク：胸部圧迫感，以前の心筋梗塞と同じような痛み，以前の狭心症より悪い痛み，嘔気・嘔吐，冷汗を伴う胸痛

・高リスク：肩に放散する胸痛，運動で出現した胸痛

解説

　胸痛の原因となる疾患のうち，頻度の高い疾患として胃食道逆流症，肋軟骨炎，肺炎，帯状疱疹，心外膜炎等があげられる[5]．急激に 10 分以内の前胸部痛・絞扼感を発症し，同じ症状を繰り返すようなら不安定狭心症を想起する．安定（労作性）狭心症と異なり，胸痛の誘因としては労作中のみでなく，安静時，精神的興奮や食事でも起こる[6]．胸痛の持続時間は数分程度が多く，長くても 15～20 分である．30 分以上持続する場合や随伴症状として呼吸困難，めまい，意識消失，嘔気・嘔吐，冷汗を伴うときは重症であり，心筋梗塞や重症の ACS を考える．ACS は典型的には冠動脈危険因子を伴う前胸部絞扼感・圧迫感だが，あらゆる胸部症状で想起する必要がある．ACS の診療に関するガイドライン（2007 年改訂版）[2]によれば，胸部不快感が持続している患者においては速やかに（10 分以内に）12 誘導心電図を記録し，ACS に一致する胸部不快感の病歴があるが，評価する時点ではすでに寛解している患者においても可能な限り迅速に 12 誘導心電図を記録するべきである，と推奨されている．

　大動脈解離は，症状として裂けるような激痛，胸背部痛，脈拍欠損等で出現する．肺血栓塞栓症は深呼吸で増強する痛み，呼吸困難，危険因子（深部静脈血栓症の既往，長期臥床，最近の骨折や手術等）の有無，片側下肢の腫脹等が参考となる．緊張性気胸は，血気胸や両側性気胸等とならび，緊急性を要する疾患であり，対応が遅れれば死に至る恐れがあるものであり，緊急の初期対応が必要である．

　本ガイドライン初版では，「安定（労作性）狭心症や安静時胸痛がある場合や，リハビリテーション実施前にすでに胸痛のある場合は積極的なリハビリテーションを実施しない」こととなっていた．診断が確定し安全に訓練を実施できると判断されるまで積極的な訓練を実施しないことが推奨される．

　訓練中に患者が胸痛を訴えた場合，初期対応としてはベッド上安静とバイタルサインの安定化を図り，心電図モニターによる不整脈の監視を行う．胸痛が持続する場合や緊急性を要する疾患が疑われる場合，いったん訓練を中断して精査を行う必要がある．

❖文献

1) Erhardt L, Herlitz J, Bossaert L, et al. Task Force on the management of chest pain. Eur Heart J 2002；23：1153–76.
2) 日本循環器学会，日本冠疾患学会，日本胸部外科学会，他．2006 年度合同研究班．急性冠症候群の診療に関するガイドライン（2007 年改訂版）．
http://www.j–circ.or.jp/guideline/pdf/JCS2007_yamaguchi_h.pdf（2018 年 4 月 4 日閲覧）
3) Canto JG, Shlipak MG, Rogers WJ, et al. Prevalence, clinical characteristics and morality among patients with myocardial infarction presenting without chest pain. JAMA 2000；283：3223–9.
4) Swap CJ, Nagurney JT. Value and limitations of chest pain history in theevaluation of patients with suspected acute coronary syndromes. JAMA 2005；294：2623–9.
5) 松浦有紀子，寺田二郎，巽浩一郎．胸痛への対応．medicina 2015；9：1460–4.
6) 福井次矢，黒川　清（監）．ハリソン内科学（第 5 版）．メディカル・サイエンス・インターナショナル，2017：99–107.

II 運動負荷を伴う訓練を実施するための基準

第2章 運動負荷を伴う訓練を実施するための基準 6 筋骨格系の疼痛

CQ 6 筋骨格系の疼痛がある場合に運動負荷を伴う訓練を行うか？

推奨

▶ 筋骨格系の疼痛の原因が明確であり，全身状態が安定していると判断できる場合は，適切な疼痛管理のもと，訓練を実施することを提案する．ただし，訓練を実施する際には，症状の変化に注意し，訓練内容は患者の状態に応じて調整する必要がある．

.... ● グレード ▶ **2C** 推奨の強さ ▶ **弱い推奨** エビデンスの確実性 ▶ **弱**

エビデンス

筋骨格系の疼痛の有訴率は腰痛が30～40%，頸部痛と肩痛が15～20%，膝痛，顎関節痛と慢性痛広範が10～15%とされ，一部の疼痛性疾患（関節リウマチ，線維筋痛症等）は2%以下である[1]．わが国の有訴者率の中でも，「腰痛」「肩こり」「手足の関節が痛む」が多いことが報告されている[2]．腰痛や頸部痛に関連する重篤な疾患としては，骨折，腫瘍，全身炎症疾患，感染症，脊髄障害等がある[3]．腰痛の原因の約4%が圧迫骨折，約1～3%が椎間板ヘルニア，約1%の人が腫瘍であり，強直性脊椎炎や脊椎感染症は稀である[4]．頸部痛の原因として椎骨動脈瘤や頸動脈瘤等の血管障害が認められることがある[5]．神経症状や全身症状を伴わない頸部痛は，腫瘍等の重篤な病変が存在することはほとんどない[6]．肩関節可動域制限を有する患者の原因のうち，肩関節周囲炎が60%，腱板損傷と腱板断裂が33%，外傷が7%であった[7]．変形性膝関節症による膝痛は高齢者で頻度が高く，80歳以上では男性が約50%，女性が約80%である[8]．

解説

全身の筋痛の原因として主なものに感染症，全身性リウマチ性疾患，内分泌疾患，薬剤性，非炎症性疼痛性症候群，神経筋疾患等がある．急いで鑑別すべきものは敗血症や感染性心内膜炎等の感染症であり，これらは筋痛や関節痛に加え悪寒，戦慄を伴う発熱をきたす．腰痛は重篤な脊椎病変（腫瘍，感染症，炎症性疾患，骨折，馬尾症候群等），神経症状を伴う脊椎疾患（腰椎椎間板ヘルニア，腰部脊柱管狭窄症，腰椎すべり症等），原因の明らかでない非特異的腰痛の3カテゴリーに分類され[9-12]，重篤な脊椎病変と神経症状を伴う脊椎疾患を除外すべきである．これら鑑別のために注意すべき事項は，20歳未満または55歳を超えた症状出現，直近の激しい外傷歴，一定で進行性の非機械的な疼痛（安静時に軽減しない），胸痛，悪性腫瘍の既往歴，ステロイド剤の長期使用，薬物乱用，免疫抑制，ヒト免疫不全ウイルス，全身的な体調不良，原因不明な体重減少，広範な神経学的症状（馬尾症候群を含む），構造的変形，発熱等である[13]．重篤な脊椎病変と神経根性疼痛が除外される場合，非特異的腰痛として管理する．非特異的腰痛は，下肢症状を伴わない場合，その85%で診断を正確に行うことは困難とされる[14]．

筋骨格系の疼痛が生じた場合は，安静時痛または運動時痛か，痛みの部位等を確認する．安静時

痛を訴え，急激に進行かつ持続する熱感・腫脹・疼痛・発赤に関しては，必ず感染症の有無を確認する．動作時痛を訴える場合には，疼痛のある部位を安静としたうえで，症状が持続するようであれば精査を行う．

　疼痛の原因として骨転移も鑑別にあげる必要がある．骨転移の原発巣は肺36%，前立腺17%，乳房8%，肝臓8%，原発巣不明8%とされる[15]．発生頻度は脊椎39〜48%，骨盤16〜18%，大腿骨15〜18%，肋骨13%とされており，体幹や大腿骨に発生しやすい[16,17]．骨転移は脊柱・骨盤や大腿骨等，荷重のかかる部分に多いため，運動負荷により病的骨折を生じる危険性がある．Mirelsの骨折リスクスコア[18]は，長管骨転移を，場所，疼痛，タイプ（溶骨性，造骨性），大きさから点数化して病的骨折のリスクを評価する12点満点の評価システムであり，合計点が7点以下の場合には病的骨折の可能性は高くはないと判定する．脊椎転移の骨折リスクをスコア化する方法として，2010年にSpinal Instability Neoplastic Score（SINS）[19]が報告され，脊椎骨折のリスク管理に有用とされている．転移部位，動作時や脊椎への負荷時の疼痛，腫瘍の性状，画像所見による椎体アライメントの評価，椎体破壊，脊椎の後外側の障害の程度により脊椎の安定性を評価する18点満点のスコアであり，高得点ほど安定性は不良である．6点以下は安定性あり，7〜12点は中等度，13点以上は不安定性ありと評価するとしている．

　その他の筋骨格系の疼痛を引き起こす重要な疾患として，過用症候群や複合性局所疼痛症候群（Complex Regional Pain Syndrome：CRPS），異所性骨化等があげられる．過用症候群は神経・筋の炎症性疾患，脱髄性神経疾患，不全麻痺を呈する疾患等で過度の訓練によって筋性疼痛や筋力と筋持久力の低下が継続的に生じる．CRPSは原因として不動が関与するとされており，物理療法，運動療法，装具療法等のリハビリテーション治療が有効である．異所性骨化は人工股関節置換術後や脊髄損傷後等に生じることがしばしばみられる．

❖文献

1) Croft PR, Papageorgiou AC, Ferry S, et al. Psychologic distress and low back pain. Evidence from a prospective study in the general population. Spine 1995；20：731-7.

2) 厚生労働省. Ⅲ　世帯員の健康状況. 平成28年　国民生活基礎調査の概況.
http://www.mhlw.go.jp/toukei/saikin/hw/k-tyosa/k-tyosa16/dl/04.pdf（2018年1月10日閲覧）

3) Nordin M, Carragee EJ, Hogg-Johnson S, et al. Bone and Joint Decade 2000-2010 Task Force on Neck Pain and Its Associated Disorders：Assessment of neck pain and its associated disorders：results of the Bone and Joint Decade 2000-2010 Task Force on Neck Pain and Its Associated Disorders. Spine 2008；33：S101-S122.

4) Deyo RA, Rainville J, Kent DL. What can the history and physical examination tell us about low back pain? JAMA 1992；268：760-5.

5) Lee VH, Brown RD Jr, Mandrekar JN, et al. Incidence and outcome of cervical artery dissection：a population-based study. Neurology 2006；67：1809-12.

6) Zimmermann M, Wolff R, Raabe A, et al. Palliative occipito-cervical stabilization in patients with malignant tumors of the occipito-cervical junction and the upper cervical spine. Acta Neurochir 2002；144：783-90.

7) Nobuhara K, Sugiyama D, Ikeda H, et al. Contracture of the shoulder. Clin Orthop Relat Res 1990；254：105-10.

8) Yoshimura N, Muraki S, Oka H, et al. Prevalence of knee osteoarthritis, lumbar spondylosis, and osteoporosis in Japanese men and women：the research on osteoarthritis/osteoporosis against disability study. J Bone Miner Metab 2009；27：620-8.

9) Waddell G, Main CJ, Morris EW, et al. Normality and reliability in the clinical assessment of backache. Br Med J 1982；284：1519-23.

10) Deyo RA, Rainville J, Kent DL. What can the history and physical examination tell us about low back pain? JAMA 1992；268：760-5.

11) van den Hoogen HMM, Koes BW, van Eijk JT, et al. On the accuracy of history, physical examination and erythrocyte sedimentation rate in diagnosing low back pain in general practice. A criteria-based review of the literature. Spine 1995；20：318-27.

12) Chou R, Qaseem A, Snow V, et al. Clinical Efficacy Assessment Subcommittee of the American College of Physicians；American College of Physicians；American Pain Society Low Back Pain Guidelines Panel. Diagnosis and treatment of low back pain：a joint clinical practice guideline from the American College of Physicians and the American Pain Society. Ann Intern

Med 2007；147：478-91.

13）Royal College of General Practitioners, Chartered Society of Physiotherapy, Osteopathic Association of Great Brain, British Chiropractic Association, National Back Pain Association. Clinical Guidelines for the Management of Acute Low Back Pain. London, Royal College of General Practitioners, 1996 and 1999.

14）Deyo RA, Weinstein JN. Low back pain. N Engl J Med 2001；344：363-70.

15）Katagiri H, Takahashi M, Inagaki J, et al. Determining the site of the primary cancer in patients with skeletal metastasis of unknown origin：a retrospective study. Cancer 1999；86：533-7.

16）Xu DL, Zhang XT, Wang GH, et al. Clinical features of pathologically confirmed metastatic bone tumors—a report of 390 cases. Ai Zheng 2005；24：1404-7.

17）Van der Linden YM, Dijkstra PD, Kroon HM, et al. Comparative analysis of risk factors for pathological fracture with femoral metastases. J Bone Joint Surg Br 2004；86：566-73.

18）Mirels H. Metastatic disease in long bones. A proposed scoring system for diagnosing impending pathologic fractures. Clin Orthop Relat Res 1989；249：256-64.

19）Fisher CG, DiPaola CP, Ryken TC et al. Novel Classification System for Spinal Instability in Neoplastic Disease：An Evidence-Based Approach and Expert Consensus From the Spine Oncology Study Group. Spine 2010；35：E1221-9.

第2章 運動負荷を伴う訓練を実施するための基準 **7 頭痛**

CQ 7-1 頭痛がある場合に運動負荷を伴う訓練を行うか？

推奨

▶ 慢性的な頭痛は緊急性が低い一次性頭痛であることも多い．頭痛の原因が明確であり，全身状態が安定していると判断できる場合は，適切な疼痛管理のもと，訓練を実施することを提案する．ただし，訓練を実施する際には，症状やバイタルサインの変化に注意し，訓練内容は患者の状態に応じて調整する必要がある．

● グレード▶ **2C** 推奨の強さ▶**弱い推奨** エビデンスの確実性▶**弱**

CQ 7-2 訓練中に頭痛が生じた場合はどのようにするか？

推奨

▶ 新規に発症した頭痛や激しい頭痛がある場合，意識障害や高血圧，神経巣症状を伴う場合は，脳血管障害や髄膜炎等の二次性頭痛の可能性もある．このような疾患を疑う場合や原因が不明である場合，その他のバイタルサインの異常を伴う場合は，当日の訓練は中止として，精査を行うことを推奨する．

● グレード▶ **1C** 推奨の強さ▶**強い推奨** エビデンスの確実性▶**弱**

エビデンス

救急設定であるが，米国 New York のデータ解析によると，非外傷性の頭痛のうち，64% が一次性頭痛，25% が二次性頭痛，10% が一次性頭痛と二次性頭痛の混在である．一次性頭痛のうち，60% が片頭痛，11% が緊張型頭痛，1% が三叉神経・自律神経型，26% が分類不能，二次性頭痛のうちでは 25% が副鼻腔炎による頭痛，10% が頭蓋内感染による頭痛，9% が硬膜穿刺後の頭痛，8% が全身性のウイルス感染による頭痛，7% が脳症のない高血圧緊急症による頭痛であったと報告されている[1]．

ほかの全米のデータ解析では一次性，二次性を区別せずにまとめた結果，63.5% が片頭痛，3.4% が緊張型頭痛，2.4% がウイルス性の感染よる頭痛，1.1% が不安・心因性の頭痛，0.8% が虚血性脳血管障害に伴う頭痛，0.6% が脳出血，くも膜下出血，血管奇形等の脳内出血性病変に伴う頭痛，0.5% が頭蓋内感染症に伴う頭痛と報告されている[2]．

解説

頭痛は様々な原因によって起こる．大きく分けると一次性頭痛，二次性頭痛に分類され，二次性頭痛は頭痛の原因となるなんらかの疾患が（頭蓋内に限らず）背景にあり，発生する頭痛である．一方，一次性頭痛は二次性にあげられるような原因疾患がない頭痛である．

慢性頭痛の多くは致命的ではない一次性頭痛であるが[3]，二次性頭痛の背景には，生命に危険が及ぶ疾患も存在するため，一次性頭痛と二次性頭痛とを鑑別し，原因疾患を注意深く検討することが必要となる．

1. 頭痛の分類

国際頭痛学会頭痛分類第3版ベータ版[4]（ICHD-3β）に準拠した日本頭痛学会慢性頭痛の診療ガイドライン[5]では「一次性頭痛」，「二次性頭痛」，「有痛性脳神経ニューロパチーほかの顔面痛及びそのほかの頭痛」の3パートに分け，さらに各パートをカテゴリーに分類している．パート1の一次性頭痛では4カテゴリーに分類され，「片頭痛」，「緊張型頭痛」，「三叉神経・自律神経性頭痛（TACs）」，その他となっている．パート2の二次性頭痛では8カテゴリーに分類され，「頭頸部外傷・傷害による頭痛」，「頭頸部血管障害による頭痛」，「非血管性頭蓋内疾患による頭痛」，「物質またはその離脱による頭痛」，「感染症による頭痛」，「ホメオスターシス障害による頭痛」，「頭蓋骨，頸，眼，耳，鼻，副鼻腔，歯，口あるいはその他の顔面・頸部の構成組織の障害による頭痛あるいは顔面痛」，「精神疾患による頭痛」に分類されている．パート3では2カテゴリーに分類され，「有痛性脳神経ニューロパチーほかの顔面痛」と「その他の頭痛」となっている．

頭痛分類は多岐にわたり，二次性の緊急性を要する疾患は診断後は直ちに原因疾患の治療を行うが，それ以外の頭痛も鑑別し，それぞれの疾患に応じた適切な疼痛コントロールを含めた治療を行うことが望ましい．

2. 緊急性のある頭痛

以下の11の頭痛は生命に危険が及ぶ可能性のある二次性頭痛を疑って積極的に検索を行うべきである[6,7]．

1. 突然の頭痛
2. 今まで経験したことがない頭痛
3. いつもと様子の異なる頭痛
4. 頻度と程度が増していく頭痛
5. 50歳以降に初発の頭痛
6. 運動障害や感覚障害等の神経脱落症状を有する頭痛
7. がんや免疫不全の病態を有する患者の頭痛
8. 意識状態の低下や混乱等の精神症状を有する患者の頭痛
9. 発熱・項部硬直・髄膜刺激症状を有する頭痛
10. 嘔気・嘔吐を有する頭痛
11. 痙攣発作を随伴する頭痛

上記のような二次性頭痛を少しでも疑う頭痛が出現した場合には血液生化学検査や画像検査[8,9]等を迅速に行い，必要に応じて専門診療科との連携を行うことを検討する．

また，一次性頭痛の診断には二次性頭痛の除外が必要であり，慢性的な頭痛に一次性頭痛の診断が確定しても，二次性頭痛を合併することもある．そのため，頭痛の既往がある患者における部位や性状の異なる新規発症の頭痛では，二次性頭痛も考慮し慎重に対処する必要がある．

❖文献

1) Friedman BW, Hochberg ML, Esses D, et al. Applying the International Classification of Headache Disorders to the emergency

department：an assessment of reproducibility and the frequency with which a unique diagnosis can be assigned to every acute headache presentation. Ann Emerg Med 2007；49：409-19.

2）Goldstein JN, Camargo CA Jr, Pelletier AJ, et al. Headache in United States emergency departments：demographics, work-up and frequency of pathological diagnoses. Cephalalgia 2006；26：684-90.

3）Friedman BW, Grosberg BM. Diagnosis and management of the primary headache disorders in the emergency department setting. Emerg Med Clin North Am 2009；27：71-87.

4）Headache Classification Committee of the International Headache Society（IHS）. The International Classification of Headache Disorders, 3rd edition（beta version）. Cephalalgia 2013；33：629-808.

5）日本頭痛学会（編）. 慢性頭痛の診療ガイドライン 2013 英語版. 2015.
http://www.neurology-jp.org/guidelinem/ch/index.html（2018 年 1 月 10 日閲覧）

6）Ravishankar K."WHICH Headache to Investigate, WHEN, and HOW?". Headache 2016；56：1685-97.

7）Lynch KM, Brett F. Headaches that kill：a retrospective study of incidence, etiology and clinical features in cases of sudden death. Cephalalgia 2012；32：972-8.

8）Evans RW. Diagnostic testing for migraine and other primary headaches. Neurol Clin 2009；27：393-415.

9）Strain JD, Strife JL, Kushner DC, et al. Headache. American College of Radiology. ACR appropriateness criteria. Radiology 2000；215（Suppl）：855-60.

II　運動負荷を伴う訓練を実施するための基準

第2章　運動負荷を伴う訓練を実施するための基準　**8　腹痛**

CQ8　訓練中に腹痛が生じた場合はどのようにするか？

推奨

▶ 新規に発症した腹痛がある場合は，緊急性を要する急性腹症の可能性もある．このような疾患を疑う場合，原因が不明である場合や，その他のバイタルサインの異常を伴う場合は，当日の訓練は中止として，精査を行うことを推奨する．

●グレード▶ **1C**　推奨の強さ▶**強い推奨**　エビデンスの確実性▶**弱**

エビデンス

　一般的に腹痛が主訴の患者の約30〜40%は非特異的腹痛症で，その多くが数日以内に自然と改善する[1,2]．その他頻度の高い疾患としては，急性胃腸炎，胆石症，小腸閉塞，尿管結石，胃炎，消化性潰瘍穿孔，胃腸炎，急性膵炎，憩室炎，産婦人科疾患等である[3]．急性腹症の原因が心血管性病変（心筋梗塞，腸管動脈閉塞，非閉塞性腸間膜虚血，大動脈破裂）の場合や，腸管壊死をきたした場合には，死亡率や合併症発生率が高い[4]．消化管穿孔を代表とする汎発性腹膜炎は急速に敗血症性ショックを合併し，手術開始までの時間が長くなるほどその予後が悪くなることが報告されている[5]．また急性腸管虚血は，腹痛で入院した患者の1%に認められ[6]，腸管壊死が進行し病態は悪化するため，早急な手術が必要となる．

　心筋梗塞患者の9.4〜17.5%が腹痛で発症するという報告[7,8]や，肺血栓塞栓症の6.7%に腹痛がみられるという報告[9]がある．また，腹部大動脈破裂の3大症状は低血圧，背部痛，拍動を触知する腹部腫瘤といわれているが，それらがそろうのは25〜50%であり，初期治療で誤診された腹部大動脈破裂患者の症状は，腹痛70%，血圧低下57%，背部痛50%であった[10,11]．

　腹痛の部位と罹患臓器の相関を調べた報告[12]では食道・胃・十二指腸病変は「心窩部」，肝臓・胆道の病変は「右季肋部」，腸管の病変は「臍周囲」，尿管の病変は「左右下腹部」，子宮・卵巣の病変は「下腹部」でそれぞれ罹患臓器を特定するための感度・特異度とも良好であった．腹痛の部位を同定することは，原因を明らかにするうえで大切であり，尿路結石症では，「発症時の片側性腰痛」，「診断時の片側性腰痛」，「CVA（肋骨脊柱角部）叩打痛」の感度・特異度が高かった[13]．急性虫垂炎のシステマティックレビュー[14]によると，右下腹部痛患者では虫垂炎の可能性が高くなる．

解説

　腹痛は多くの臓器が関与する症候のため，致死的な腹痛も存在する．一般的に突然発症した急激な腹痛の中で緊急手術やそれに代わる迅速な初期対応を求められる腹部疾患のすべてを急性腹症とよぶ[15]．急性腹症の原因となる疾患群は，①腹痛の局在，②炎症・感染，機械的閉塞，循環障害等の病態，③腹部以外の疾患，④初期対応の緊急度により分類される[16]．腹膜炎は腹膜刺激徴候がある場合に考慮するが，突然発症の腹膜炎の場合，消化管穿孔を疑う．腹部大動脈解離・大動脈瘤破

46

裂は突然発症の激烈な腹痛で，背部痛も加われば可能性は高くなるが，循環動態が不安定となることが多いため，特に緊急を要する疾患である．腸間膜虚血（動静脈の閉塞による）は急激な発症ながら腹部所見に乏しい激烈な痛みの場合に考慮する．無治療の慢性心房細動や心血管リスクファクターをもつ場合は，可能性が高くなる．

　腹痛を呈する疾患の中で，急性心筋梗塞，腹部大動脈瘤破裂，大動脈解離は急速に進行しショック状態となるため超緊急疾患であり，患者の状態によってはCTや血液検査等の検査結果を待つ余裕がないことがある．心電図や胸部・腹部超音波で速やかに診断をつけ，初期治療を開始する必要がある[17]．その他腹痛を呈する緊急疾患として，肝がん破裂と異所性妊娠，内臓動脈瘤破裂等は腹腔内出血から出血性ショックを呈する．腸閉塞は急激な発症で嘔吐により症状の軽快が認められた場合は考慮する．特に絞扼性イレウスが疑われれば，虚血による腸管壊死が加わるため緊急性が高くなる．重症急性胆管炎は治療が遅れると敗血症性ショックを呈することがあり，緊急のドレナージや手術が必要となることがある．

　腹痛に合併してバイタルサインに異常がある場合，緊急の初期対応が必要となる．特に普段の意識レベルより低下している場合，敗血症やショック，高アンモニア血症等の重篤な疾患が合併している可能性がある．これらの緊急性を要する疾患では腹痛が最も大切な身体所見であるとともに，バイタルサインの異常が発生すると急速に状態が悪くなる場合もあるため，いったん訓練を中断し，精査を行うことが望ましい．

❖文献

1) Miettinen P, Pasanen P, Lahtinen J, et al. Acute abdominal pain in adults. Ann Chir Gynaecol 1996；85：5-9.
2) Suleiman S, Johnston DE. The abdominal wall：an overlooked source of pain. Am Fam Physician 2001；64：431-8.
3) Ahn SH, Mayo-Smith WW, Murphy BL, et al. Acute nontraumatic abdominal pain in adult patients：abdominal radiography compared with CT evaluation. Radiology 2002；225：159-64.
4) Ince M, Stocchi L, Khomvilai SL, et al. Morbidity and mortality of the Hartmann procedure for diverticular disease over 18 years in a single institution. Colorectal Dis 2012；14：e492-8.
5) Azuhata T, Kinoshita K, Kawano D, et al. Time from admission to initiation of surgery for source control is a critical determinant of survival in patients with gastrointestinal perforation with associated septic shock. Crit Care 2014；18：R87.
6) Ruotolo RA, Evans SR. Mesenteric ischemia in the elderly. Clin Geriatr Med 1999；15：527-57.
7) Malik MA, Alam Khan S, Safdar S, et al. Chest Pain as a presenting complaint in patients with acute myocardial infarction（AMI）. Pak J Med Sci 2013；29：565-8.
8) Pope JH, Aufderheide TP, Ruthazer R, et al. Missed diagnoses of acute cardiac ischemia in the emergency department. N Engl J Med 2000；342：1163-70.
9) Gantner J, Keffeler JE, Derr C. Pulmonary embolism：An abdominal pain masquerader. J Emerg Trauma Shock 2013；6：280-2.
10) Fielding JW, Black J, Ashton F, et al. Diagnosis and management of 528 abdominal aortic aneurysms. Br Med J（Clin Res Ed）1981；283：355-9.
11) Marston WA, Ahlquist R, Johnson G Jr, et al. Misdiagnosis of ruptured abdominal aortic aneurysms. J Vasc Surg 1992；16：17-22.
12) Yamamoto W, Kono H, Maekawa M, et al. The relationship between abdominal pain regions and specific diseases：an epidemiologic approach to clinical practice. J Epidemiol 1997；7：27-32.
13) Eskelinen M, Ikonen J, Lipponen P. Usefulness of history-taking, physical examination and diagnostic scoring in acute renal colic. Eur Urol 1998；34：467-73.
14) Wagner JM, McKinney WP, Carpenter JL. Does this patient have appendicitis?. JAMA 1996；276：1589-94.
15) 急性腹症診療ガイドライン出版委員会. 急性腹症診療ガイドライン2015. 医学書院，2015.
16) Cartwright SL, Knudson MP. Evaluation of acute abdominal pain in adults. Am Fam Physician 2008；77：971-8.
17) Kauvar DR. The geriatric acute abdomen. Clin Geriatr Med 1993；9：547-58.

II　運動負荷を伴う訓練を実施するための基準

第2章　運動負荷を伴う訓練を実施するための基準　9　嘔気・嘔吐

cq 9-1　嘔気・嘔吐がある場合に運動負荷を伴う訓練を行うか？

推奨

▶ 嘔気・嘔吐の原因が明確であり，嘔吐がおさまり，全身状態が安定していると判断できる場合は，訓練を実施することを提案する．ただし，訓練を実施する際には，症状やバイタルサインの変化に注意し，訓練内容は患者の状態に応じて調整する必要がある．

● グレード▶ **2C**　推奨の強さ▶**弱い推奨**　エビデンスの確実性▶**弱**

cq 9-2　訓練中に嘔気・嘔吐が生じた場合はどのようにするか？

推奨

▶ 新規に発症した嘔気・嘔吐がある場合は，急性心筋梗塞，脳血管障害，腸閉塞，髄膜炎，大動脈解離等の重篤な疾患の可能性もある．このような疾患を疑う場合，原因が不明である場合や，その他のバイタルサインの異常を伴う場合は，当日の訓練は中止として，精査を行うことを推奨する．

● グレード▶ **1C**　推奨の強さ▶**強い推奨**　エビデンスの確実性▶**弱**

■ エビデンス

　嘔気・嘔吐の原因となる疾患は消化器，中枢神経，前庭神経，代謝性，内分泌性（妊娠），薬剤性等，鑑別が多岐にわたる[1]．急性の嘔気・嘔吐で頻度が高いのは胃腸炎（消化管感染症），それ以外の炎症（胆嚢炎・胆管炎，膵炎，腎盂腎炎），薬剤（中毒やアルコールを含む）であり，薬剤の副作用は嘔気・嘔吐の最も一般的な原因である[2]．

　嘔気・嘔吐が出現する緊急性の高い疾患として，心筋梗塞があげられる．CCU（Coronary Care Unit）に入院した一連の患者265名を調べた横断研究[3]では，心筋梗塞全患者の55%に嘔気・嘔吐を認めたとしている．

　がん患者では嘔気・嘔吐の発現率はそれぞれ31%，20%と高率に発現することが報告されている[4]．4つの制吐剤のトライアルのデータを使った582名のメタ解析[5]では，化学療法後の嘔気・嘔吐（Post-Chemotherapy Nausea and Vomiting：PCNV）の発生率は，患者要因（年齢，性別）や環境要因（投与場所や投与時間）よりも抗がん剤の種類と制吐剤の種類に強く影響を受けていた．抗がん剤の種類にもよるが，シスプラチンに代表される高度催吐性の抗がん剤は嘔吐を引き起こす確率が90%以上といわれている[6]．

　3,850名の手術患者を集めた研究[7]では，3,244名の全身麻酔を受けた患者のうち，37%に嘔気，23.2%に嘔吐を認め，606名の局所麻酔を受けた患者のうち，20%に嘔気，11.4%に嘔吐を認めたと報告されている．

解説

　嘔気・嘔吐は鑑別すべき疾患が多岐にわたる．急性経過（〜数日程度，最大で1カ月以内）か慢性経過（1カ月以上）かを確認し，鑑別診断を行う．薬剤による嘔気は，その使用の早期に出現する可能性が高い．抗がん剤を投与されている患者では，嘔気・嘔吐はよく遭遇する症状であるため，抗がん剤の投与の有無や抗がん剤の種類を確認する．一方，術後患者の嘔気・嘔吐（Post-Operative Nausea and Vomiting：PONV）の頻度も高く，患者が術後であるかどうかを確認することが必要である．

　緊急の対応が必要な疾患として，急性心筋梗塞，大動脈解離，心不全，脳血管障害（くも膜下出血，脳出血，脳梗塞），髄膜炎，腸閉塞（特に絞扼性），急性膵炎，急性胆嚢炎・胆管炎，虫垂炎等が挙げられる．特に心筋梗塞は緊急性の高い疾患であり，胸痛の有無の聴取は，すべての嘔気・嘔吐患者に必要である．女性では妊娠の可能性を常に念頭に置く必要がある．

　脳血管障害（特に小脳出血，小脳梗塞）に伴う訓練中に嘔気・嘔吐を伴うことは多く，嘔吐の際には吐物の誤嚥に注意し，安全な体位の確保，必要であれば吸引を行う．安静で嘔気・嘔吐症状が軽減せず持続する場合や，胸痛，強い腹痛，中枢神経系症状，発熱，低血圧，重症の脱水，免疫不全の病歴，高齢のいずれかが合併すれば精査治療を行う．本ガイドライン初版[8]では座位で嘔気等がある場合，積極的な訓練を実施せず，中等度以上の嘔気等が出現した場合，訓練を中止することとされた．

　嘔気が慢性的に持続しリハビリテーション治療の阻害因子となる場合は，対症療法としての投薬治療を検討する．また嘔吐した際の吐物への対応は，原因が感染症であることを想定し，ほかの患者への感染を防ぐため，標準的予防策および経路別感染予防策に従って対応を実施する．

❖文献

1）Scorza K, Williams A, Phillips JD, et al. Evaluation of nausea and vomiting. Am Fam Physician 2007；76：76-84.

2）Quigley EM, Hasler WL, Parkman HP. AGA technical review on nausea and vomiting. Gastroenterology 2001；120：263-86.

3）Herlihy T, McIvor ME, Cummings CC, et al. Nausea and vomiting during acute myocardial infarction and its relation to infarct size and location. Am J Cardiol 1987；60：20-2.

4）Teunissen SC, Wesker W, Kruitwagen C, et al. Symptom prevalence in patients with incurable cancer：a systematic review. J Pain Symptom Manage 2007；34：94-104.

5）Pater J, Slamet L, Zee B, et al. Inconsistency of prognostic factors for post-chemotherapy nausea and vomiting. Support Care Cancer 1994；3：161-6.

6）Kris MG, Gralla RJ, Clark RA, et al. Incidence, course, and severity of delayed nausea and vomiting following the administration of high-dose cisplatin. J Clin Oncol 1985；3：1379-84.

7）Quinn AC, Brown JH, Wallace PG, et al. Studies in postoperative sequelae. Nausea and vomiting—still a problem. Anaesthesia 1994；49：62-5.

8）日本リハビリテーション医学会診療ガイドライン委員会（編）．リハビリテーション医療における安全管理・推進のためのガイドライン．医歯薬出版，2006.

II　運動負荷を伴う訓練を実施するための基準

第2章　運動負荷を伴う訓練を実施するための基準　10　めまい

CQ 10-1 めまいがある場合に運動負荷を伴う訓練を行うか？

推奨

▶ めまいは高頻度にみられる訴えであり，慢性的なめまいは予後良好なものであることも多い．原因が明確であり，全身状態が安定していると判断できる場合は，訓練を実施することを提案する．ただし，訓練を実施する際には，症状やバイタルサインの変化に注意し，訓練内容は患者の状態に応じて調整する必要がある．

● グレード ▶ **2C**　推奨の強さ ▶ **弱い推奨**　エビデンスの確実性 ▶ **弱**

CQ 10-2 訓練中にめまいが生じた場合はどのようにするか？

推奨

▶ 新規に発症しためまいがある場合は，中枢神経疾患や循環器疾患等の重篤な疾患の可能性もある．このような疾患を疑う場合，原因が不明である場合や，その他のバイタルサインの異常を伴う場合は，当日の訓練は中止として，精査を行うことを推奨する．

● グレード ▶ **1C**　推奨の強さ ▶ **強い推奨**　エビデンスの確実性 ▶ **弱**

エビデンス

　　人口ベースでの疫学データではめまいの発症は年間 3.1%，医療機関受診は 1.8% との報告[1]があり，一般人口でも少なくない症候である．また，めまい症状による医療機関受診データの総説[2]によると，末梢性，中枢性，非前庭性の心因性，非前庭性かつ非心因性の頻度はそれぞれ 44%，11%，16%，26% であったと報告している．救急設定におけるめまいの原因は，頻度が高いものには良性発作性頭位変換性めまい，前庭神経炎，メニエール病といった末梢性のめまいが主体であるが[3]，米国の報告ではめまいで救急外来を受診した患者の 5% で重大な神経原性疾患がみられたと報告されている[4]．

　　このように急性発症のめまいは頻度は少ないものの，中枢神経疾患や循環器疾患が背景にあることもあり，急性発症のめまいの際には早急に精査を行い診断することが勧められる．

解説

1. めまいの鑑別

　　めまいを訴える患者の症候は様々であり，回転性めまい，浮動性めまい，失神性めまいがあり，さらにふらつき感について「めまい」と訴えることがある．

　　めまいの鑑別ではまずは中枢性，末梢性，失神性めまいなのか，それ以外の原因かを見分け，緊

急性を判断することが重要であり，めまいの様式，随伴症状を注意深く評価する必要がある．

中枢性めまいは主に脳幹，小脳病変で生じる．随伴症状は，複視，構音障害，運動・感覚障害，失調症状等があり，原因は脳血管障害，腫瘍，頻度は少ないが多発性硬化症等の脱髄疾患の急性増悪，脳炎，代謝性脳症，脊髄小脳変性症といった疾患が鑑別としてあげられる．

末梢性めまいは部位により蝸牛の症状と三半規管，前庭神経による症状に分けられる．随伴症状は，蝸牛症状では難聴や耳鳴り，耳閉塞感を伴うことがあるが，三半規管や前庭神経によるものは特異的な随伴症状を伴うことは少ない．蝸牛によるめまいはメニエール病が代表的であり，三半規管によるめまいは良性発作性頭位めまい症，前庭神経は前庭神経炎があげられる．

失神性めまいは循環器疾患と自律神経症状による原因に大きく分かれ，循環器疾患では不整脈，心不全，心臓弁不全，貧血であり，自律神経症状では起立性低血圧，迷走神経反射があげられる．

その他，めまいを訴える原因として薬剤性や心因性等があげられ，薬剤性では降圧薬，睡眠薬，抗不安薬の使用があげられ，特に高齢者での薬物使用では頻度が多く，様々な薬剤でも誘発されるという指摘がある[5]．

2. 緊急性のあるめまい

緊急性の高い疾患として，中枢性めまい，失神性めまいで循環器疾患が背景にあるめまいがあげられる[6]．病歴や特徴的な随伴症状から緊急性のある疾患を鑑別する必要がある[7]．

中枢性めまい[8]は脳血管障害[9]，腫瘍をはじめとした中枢神経系の原因で生じ，複視，構音障害，運動・感覚障害，失調等の随伴症状の併発がある際には中枢性めまいのリスクが高く，画像診断を含めた早期の診断，診断に基づいた治療開始が必要である．

失神性めまいの一部は循環器疾患によるめまいであり，心不全，不整脈，貧血等の原因で生じる．随伴症状は眼前暗黒感，立ちくらみ感という前失神症状や失神症状がある．

日本循環器学会を中心とする合同研究班の発行する不整脈の非薬物治療ガイドラインでは[10]，心電図検査を考慮する基準として，「失神，めまいを有し，原因として徐脈が疑われる場合」があげられている．

また心臓突然死の予知と予防法のガイドラインでは，心臓突然死全体の $10\sim20\%$ を徐脈性不整脈が占めているとの記述がある[11]．これらのことから，失神性めまいの症状がある際には血圧・脈拍といったバイタルサインの異常の有無を確認し，異常を伴う場合には当日の訓練は中止として心電図や心エコー等の精査を行い早期の診断治療を行うことが勧められる．

❖文献

1) Neuhauser HK, Radtke A, von Brevern M, et al. Burden of Dizziness and Vertigo in the Community. Arch Intern Med 2008；168：2118-24.
2) Kroenke K, Hoffman RM, Einstadter D. How common are various causes of dizziness? A critical review. D. South Med J 2000；93：160-7.
3) Ozono Y, Kitahara T, Fukushima M, et al. Differential diagnosis of vertigo and dizziness in the emergency department. Acta Otolaryngol 2014；134：140-5.
4) Navi BB, Kamel H, Shah MP, et al. Rate and predictors of serious neurologic causes of dizziness in the emergency department. Mayo Clin Proc 2012；87：1080-8.
5) Shoair OA, Nyandege AN, Slattum PW. Medication-related dizziness in the older adult. Otolaryngol Clin North Am 2011；44：455-71.
6) Edlow JA. A New Approach to the Diagnosis of Acute Dizziness in Adult Patients. Emerg Med Clin North Am 2016；34：717-42.
7) Edlow JA, Newman-Toker D. Using the Physical Examination to Diagnose Patients with Acute Dizziness and Vertigo. J Emerg Med 2016；50：617-28.
8) Baloh RW. Differentiating between peripheral and central causes of vertigo. Otolaryngol Head Neck Surg 1998；119：55-9.

II 運動負荷を伴う訓練を実施するための基準

9) Kerber KA, Meurer WJ, Brown DL, et al. Stroke risk stratification in acute dizziness presentations：A prospective imaging-based study. Neurology 2015；85：1869-78.

10) 日本循環器学会，日本胸部外科学会，日本人工臓器学会，他．2010 年度合同研究班．不整脈の非薬物治療ガイドライン（2011 年改訂版）．
http://www.j-circ.or.jp/guideline/pdf/JCS2011_okumura_h.pdf（2018 年 1 月 10 日閲覧）

11) 日本循環器学会，日本冠疾患学会，日本胸部外科学会，他．2009 年度合同研究班．心臓突然死の予知と予防法のガイドライン（2010 年改訂版）．
http://www.j-circ.or.jp/guideline/pdf/JCS2010aizawa.h.pdf（2018 年 1 月 10 日閲覧）

第2章　運動負荷を伴う訓練を実施するための基準　11　痙攣

CQ 11 訓練中に新たな痙攣が生じた場合は どのようにするか？

推奨

▶ 患者の安全を確保し，気道・呼吸・循環動態を確認しつつ，痙攣発作の様式を観察し，必要時には薬物治療を行う．当日の訓練は中止として，精査を行うことを推奨する．

●グレード▶ **1C**　推奨の強さ▶**強い推奨**　エビデンスの確実性▶**弱**

解説

1. 痙攣の背景因子

脳内病変の発症もしくは既往による脳の損傷がある場合，さらには薬物や全身性の代謝異常に伴う中枢神経への障害が背景因子となり得る[1,2]．

以下のような疾患が背景にあると痙攣発作出現リスクが上昇する．

脳卒中[3,4]：脳梗塞，脳出血，くも膜下出血，脳静脈洞血栓症

頭部外傷[5]：硬膜内外の出血の有無を問わない

中枢性の感染：髄膜炎，脳炎，脳膿瘍

脳腫瘍

薬剤性：薬剤等の濫用（麻薬，処方薬），アルコール摂取，てんかん患者の抗てんかん薬中断

代謝性：電解質異常[6]，低血糖・高血糖，腎不全に伴う代謝異常

低酸素：窒息，心筋梗塞

自己免疫性：傍腫瘍症候群，自己免疫性脳炎（抗 NMDA 型 GluR 受容体脳炎，抗 VGKC 受容体抗体脳炎等）

2. 痙攣発症時の対処法

痙攣発症時には，BLS に準じ，まず患者の安全確保，援護の要請を行い，ABC（Airway：気道，Breath：呼吸，Circulation：循環動態）の確認，血圧・脈拍・酸素飽和度といったバイタルサイン確認，救急カートの準備，薬剤アクセスとしての静脈確保を行う．そのうえで痙攣の様式を観察することが大切である．観察ポイントは左右，上下肢どちらからはじまったか，四肢は屈曲していたのか伸展していたのか・どのように動かしていたのか，眼の開閉眼，開眼であれば眼球の位置は正中位なのか上下左右の偏倚があるか，口は動いていたか，どのくらいの時間続いていたか，等である．痙攣発作の状況と時間推移の情報が痙攣の原因を探るうえで重要な手掛かりになり，痙攣・てんかんの診断・治療に有用な情報となる．

薬剤による初期治療はベンゾジアゼピン系薬剤による薬物治療となるが，静脈確保が困難な場合には坐薬によるベンゾジアゼピン系薬剤の投与も考慮する．ベンゾジアゼピン系薬剤の副作用として呼吸抑制があるため，バッグバルブマスク（具体的な商品名：アンビューバック）等を準備する．原因精査のために血糖の迅速検査や血液生化学検査，画像検査を行うとともに薬物の内服歴，既往

等の情報収集を行い，原因検索をすることが必要である．必要に応じて専門診療科と連携する．

初期治療が落ち着くと抗てんかん薬治療継続を行うかの判断が必要となる．そのために脳波等の電気生理学的検査を行う．てんかんと診断，もしくはてんかんが疑わしい場合には中長時間作用の抗痙攣薬の選択を検討する．

3. 痙攣重積発作

痙攣重積発作[7,8]は痙攣が遷延していることを指す．臨床的に5分以上痙攣が続く場合や，ベンゾジアゼビン系薬剤の治療で改善せず30分以上痙攣が継続する場合は痙攣重積状態と判断する．痙攣重積状態と判断される際には気管内挿管や麻酔薬での管理が考慮されるため，迅速に専門診療科との連携を行う必要がある．

4. その他の注意点

短時間の痙攣発作のみで命に関わることは少ないが，転倒や転落により頭部外傷となったり，伴った嘔吐による吐物で窒息となったりすることでの重篤な二次障害を認めることがあるため，対処法で述べた安全確保，気道，呼吸，循環の確保を徹底することが重要である．

❖文献

1) Brophy GM, Bell R, Claassen J, et al. Guidelines for the Evaluation and Management of Status Epilepticus. Neurocrit Care 2012；17：3-23.
2) Beghi E, Carpio A, Forsgren L, et al. Recommendation for a definition of acute symptomatic seizure. Epilepsia 2010；51：671-5.
3) Zelano J. Poststroke epilepsy：update and future directions. Ther Adv Neurol Disord 2016；9：424-35.
4) Camilo O, Goldstein LB. Seizures and epilepsy after ischemic stroke. Stroke 2004；35：1769-75.
5) Annegers JF, Hauser WA, Coan SP, et al. A population-based study of seizures after traumatic brain injuries. N Engl J Med 1998；338：20-4.
6) Castilla-Guerra L, del Carmen Fernández-Moreno M, López-Chozas JM, et al. Electrolytes disturbances and seizures. Epilepsia 2006；47：1990-8.
7) Betjemann JP, Lowenstein DH. Status epilepticus in adults. Lancet Neurol 2015；14：615-24.
8) Mazurkiewicz-Bełdzinska M, Szmuda M, Zawadzka M, et al. Current treatment of convulsivestatus epilepticus− a therapeutic protocol and review. Anaesthesiol Intensive Ther 2014；46：293-300.

12 そのほかの症状

第2章 運動負荷を伴う訓練を実施するための基準　12　そのほかの症状

CQ 12-1 発熱している場合に運動負荷を伴う訓練を行うか？

推奨

▶ 発熱の原因が明確であり，全身状態が安定していると判断できる場合は，訓練を実施することを提案する．ただし，訓練を実施する際には，症状やバイタルサインの変化に注意し，訓練内容は患者の状態に応じて調整する必要がある．

● グレード ▶ **2C**　推奨の強さ ▶ **弱い推奨**　エビデンスの確実性 ▶ **弱**

エビデンス

　わが国において65歳以上の入院患者の発熱調査を行った報告[1]では，発熱の原因疾患は，呼吸器感染症34.5%，尿路感染症23.8%，その他の感染症12.2%，その他の疾患2.6%，原因不明26.9%であった．リハビリテーション治療目的で入院中の脳外傷患者を対象とした報告では，約48.6%で入院中に少なくとも1回の発熱を生じ，最も多い原因は感染症であり，平均12.7日入院期間が延長したと報告されている[2]．また同様にリハビリテーション治療目的で入院中の脊髄損傷患者を対象とした報告では，約47.7%に入院中に少なくとも1回発熱があり，最も多い原因は尿路感染症であり，完全損傷の患者や膀胱留置カテーテル使用の患者に発生率が高かったと報告されている[3]．発熱の原因となる感染症は敗血症の原因となり，さらに敗血症性ショックに進行すると，特に死亡率を高める重症病態となり生命予後に影響を与える可能性がある[4,5]．また，細菌性髄膜炎の致死率は20%前後と高く[6]，生存者の30%は長期の神経学的後遺症が残存する[7]．

解説

　わが国の感染症法では「医師及び指定届出機関の管理者が都道府県知事に届け出る基準」において，「発熱」とは体温が37.5度以上を呈した状態をいい，「高熱」とは体温が38.0度以上を呈した状態をいう[8]．

　発熱の原因として最も頻度が高いのは感染症であるが，非感染性炎症性疾患や非炎症性疾患も原因としてあげられる．非感染性炎症には，悪性腫瘍，膠原病，痛風，薬剤アレルギー等があり，非炎症性疾患には，中枢性疾患や自律神経障害による体温の調節異常，甲状腺機能亢進症，熱中症等があるが，これらの非感染性炎症性疾患や非炎症性疾患では高熱を呈することは少ない．重篤になる可能性のある疾患は，髄膜炎，敗血症，化膿性関節炎・骨髄炎，肺炎，尿路感染，細菌性腸炎，肺血栓塞栓症・深部静脈血栓症等であり，まずはバイタルサインや身体所見等は確実に評価を行い，こうした予後不良となる疾患を鑑別する．

　「日本版敗血症診療ガイドライン2016」[5]では，新たな敗血症の定義「The Third International Consensus Definitions for Sepsis and Septic Shock（Sepsis-3）」[9]に準じ，敗血症は「感染症によって重篤な臓器障害が引き起こされる状態」と定義する．また，敗血症性ショックは，敗血症の一分症であり，「急

性循環不全により細胞障害および代謝異常が重度となり，死亡率を増加させる可能性のある状態」と定義し，敗血症性ショックを急性循環不全に伴う細胞・代謝異常の重要性を認識させるものとし，特に死亡率を高める重症病態として区分している[5].

　発熱の原因となる感染症は併存する内部疾患（中枢性疾患，心疾患，糖尿病等）の増悪因子となるため，特に高齢者では十分注意が必要である．また高齢者では，嚥下障害から誤嚥性肺炎，尿路結石や前立腺肥大による尿の流出障害から腎盂炎，胆石やがん等による胆汁通過障害から胆のう炎等の細菌感染症を起こしやすく，局所の感染にとどまらず敗血症に進展しやすい．また高齢者は発熱による脱水や衰弱によって臥床傾向となるため廃用症候群等の二次的合併症を起こしやすく，急激に日常生活動作が低下する恐れがあり早期に対応が必要となる．しかしながら，高齢者では発熱が初期症状として顕在化しない場合も多く，自覚症状も少ないため医療職が気づかないうちに肺炎等の感染症が進行している場合がある．そのため，訓練を実施するかどうかの判断にあたっては，特に高齢者では本人の訴えやバイタルサインだけでなく，食欲や機嫌，歩行状態等の変化に留意する必要がある．また解熱剤の使用により急激な発汗・解熱による血圧の低下を招くことがあり，このような場合は注意が必要である．

　重度の発熱やバイタルサインの異常，意識障害を伴う場合はいったん訓練を中断し，精査を行うことが推奨される．本ガイドライン初版[10]では，リハビリテーションの中止基準の中で安静時体温が38度以上の場合は積極的なリハビリテーションを実施しないこととなっていた．しかしながら発熱している場合でも原疾患を悪化させることなく，患者にとって有益な場合は訓練の継続が推奨される場合もある．

❖文献

1) 上野久美子，林　純，山家　滋，他．高齢入院患者における発熱症例の実態調査．感染症学雑誌 1998；72：493-8.
2) Ordu Gokkaya NK, Dalyan Aras M, Oken O, et al. Fever during post-acute rehabilitation in patients with brain injury. J Rehabil Med 2005；37：123-5.
3) Unsal-Delialioglu S, Kaya K, Sahin-Onat S, et al. Fever during rehabilitation in patients with traumatic spinal cord injury：analysis of 392 cases from a national rehabilitation hospital in Turkey. J Spinal Cord Med 2010；33：243-8.
4) 日本神経学会，日本神経治療学会，日本神経感染症学会（監），細菌性髄膜炎診療ガイドライン作成委員会（編）．細菌性髄膜炎診療ガイドライン 2014．南江堂，2015.
5) 西田　修，小倉裕司，井上茂亮，他．日本版敗血症診療ガイドライン 2016．日救急医会誌 2017；28（S1）：4.
6) Brouwer MC, van de Beek D. Epidemiology, diagnosis, and treatment of brain abscesses. Curr Opin Infect Dis 2017；30：129-34.
7) van de Beek D, de Gans J, Spanjaard L, et al. Clinical features and prognostic factors in adults with bacterial meningitis. N Engl J Med 2004；351：1849-59.
8) 厚生労働省．医師及び指定届出機関の管理者が都道府県知事に届け出る基準（平成30年1月1日一部改正）．2018.
   http://www.mhlw.go.jp/file/06-Seisakujouhou-10900000-Kenkoukyoku/0000190200.pdf（2018年3月2日閲覧）
9) Singer M, Deutschman CS, Seymour CW, et al. The Third International Consensus Definitions for Sepsis and Septic Shock (Sepsis-3). JAMA 2016；315：801-10.
10) 日本リハビリテーション医学会診療ガイドライン委員会（編）．リハビリテーション医療における安全管理・推進のためのガイドライン．医歯薬出版，2006：6.

12 そのほかの症状

第2章 運動負荷を伴う訓練を実施するための基準 **12 そのほかの症状**

cq 12-2 浮腫がある場合はどのようにするか？

推奨

▶ 新規に発症もしくは急速に増悪した浮腫がある場合は，心不全，静脈血栓塞栓症（深部静脈血栓症）等，重篤な疾患の可能性もある．このような疾患を疑う場合，原因が不明である場合や，その他のバイタルサインの異常を伴う場合は，当日の訓練は中止として，精査を行うことを推奨する．

⚫ グレード ▶ **1C** 推奨の強さ ▶ **強い推奨** エビデンスの確実性 ▶ **弱**

解説

1. 浮腫

浮腫は間質液の増加によって起こる触知できる腫脹と定義される．分布により浮腫は全身性と局所性に分類され，その原因は様々である．また，皮膚の性状としては圧迫により圧痕ができる圧痕性浮腫（pitting edema）と圧痕のできない非圧痕性浮腫（non-pitting edema）に分類される．

原因の鑑別のために，病歴（いつどのように発症したか，持続性なのか間欠性なのか，呼吸困難や体重増加等の随伴症状はあるか），既往，浮腫の分布（両側か，片側か），浮腫の部分の皮膚の観察，圧迫による圧痕の程度の評価，バイタルサインを含めた全身の状態の把握を行うことで，浮腫の鑑別診断を行い，訓練継続の可否を判断する．

2. 浮腫の鑑別

浮腫の鑑別[1-3]はまず浮腫の分布を評価し，全身性なのか局所性なのかを判別する．片側性の場合，局所性浮腫の可能性が高く，両側性の場合では局所性，全身性両者ともあり得る．そのうえで全身性の原因，局所性の原因かを判断する．

全身性の場合，心疾患（心不全），肝疾患（肝硬変，肝硬変に伴う門脈圧亢進症，低アルブミン血症），腎疾患（腎不全，ネフローゼ症候群），内分泌性（粘液水腫，Cushing 症候群，アルドステロン症），栄養障害（低栄養，吸収不良症候群，蛋白漏出性胃腸症，悪液質），薬剤性（非ステロイド系抗炎症薬，ステロイドやエストロゲン製剤といったホルモン薬，グリチルリチン：甘草等）といった原因が考えられ，局所性は血管性（静脈閉塞，血栓性静脈炎），リンパ性（腫瘍摘出術時のリンパ郭清等によるリンパ浮腫，リンパ管炎），炎症性（蜂窩織炎，蕁麻疹，熱傷）といった原因があげられる．

圧迫による圧痕も参考になる．肝硬変や腎症等の低アルブミン血症による圧痕は容易にくぼみ，容易に回復する．リンパ浮腫は通常非圧痕性であるが，初期には圧痕性のこともある．

3. 頻度が高く注意すべき原因

リハビリテーション治療場面で遭遇しやすく，早期診断，治療介入が必要な浮腫の原因は，全身性では心不全や低栄養があり，局所性では静脈血栓塞栓症（深部静脈血栓症），蜂窩織炎がある．

①心不全

急性心不全[4]や慢性心不全[5,6]の急性増悪は生命を脅かす重篤な状態になることがある．

呼吸困難，SpO_2低下，意識・血圧・脈拍・呼吸等の評価を行い，必要に応じて治療を開始する．

慢性心不全では心拍出量の低下を生じるため，訓練による運動負荷をかける際には呼吸困難感等の自覚症状，血圧や呼吸状態，SpO_2といったバイタルサインに注意した適切な運動処方が必要である．

57

II　運動負荷を伴う訓練を実施するための基準

②静脈血栓塞栓症（VTE：Venous Thromboembolism）（深部静脈血栓症，DVT：Deep Vein Thrombosis）

静脈血栓塞栓症は1年間に1.16人/1万人発症すると報告されている[7,8]．特に問題になるのは下肢の静脈血栓が遊離して発症する塞栓症であり，特に急性の肺血栓塞栓症の死亡率は高く，急速に死に至る危険性がある[9-11]．肺血栓塞栓症はわが国では1万人あたり0.28～0.62人との報告がある．静脈血栓塞栓症の診断後は直ちに血栓の縮小，遊離を防止する治療を開始[12-14]し，治療効果を判定する．

患部の訓練再開のタイミングは，近年では静脈血栓塞栓症がある場合であっても，早期歩行をすることで肺血栓塞栓症や突然死のリスクを増大させるとはいえない[15]というランダム化比較試験やメタ解析が報告されている．静脈血栓塞栓症に対する適切な治療が実施されていれば，早期歩行等の積極的な運動療法の実施を考慮することも可能である．十分な安全管理と患者への説明を実施したうえで訓練の継続を考慮する．

③蜂窩織炎

蜂窩織炎は局所の皮膚の感染症であり，皮膚の微小な傷や剥離，潰瘍，白癬をエントリーとして発症することが多く[16]，早期に抗菌薬治療を行う．治療が遅れると骨髄炎や敗血症になるリスクがあり，早期の診断，治療開始が必要である．

4. 皮膚のケア

特に慢性的な浮腫の場合，うっ滞性皮膚炎や皮膚の脆弱化を認め，治療の際に損傷しないように愛護的に対応，必要があれば薬物治療等も検討する．

❖文献

1) Braunwald E, Loscalzo J. Edema. In：Dennis L., Anthony S., Stephen L., et al（eds）. Harrison's Principles of Internal Medicine, 19th ed., NY, McGraw-Hill Education, 2016：250-3.
2) 矢崎義雄（監）. 内科学. 第11版，朝倉書店，2017.
3) Trayes KP, Studdiford JS, Pickle S, et al. Diagnosis and Management. Am Fam Physician 2013；88：102-10.
4) 日本循環器学会，日本胸部外科学会，日本高血圧学会，他. 2010年度合同研究班. 急性心不全治療ガイドライン.
http://www.j-circ.or.jp/guideline/pdf/JCS2011_izumi_h.pdf（2018年1月10日閲覧）
5) Ponikowski P, Voors AA, Anker SD, et al. 2016 ESC Guidelines for the diagnosis and treatment of acute and chronic heart failure：The Task Force for the diagnosis and treatment of acute and chronic heart failure of the European Society of Cardiology（ESC）. Developed with the special contribution of the Heart Failure Association（HFA）of the ESC. Eur J Heart Fail 2016；18：891-975.
6) 日本心臓血管外科学会，日本心臓病学会，日本心臓リハビリテーション学会，他. 2010年度合同研究班. 慢性心不全治療ガイドライン（2009年改訂版）.
http://www.j-circ.or.jp/guideline/pdf/JCS2010_matsuzaki_h.pdf（2018年1月10日閲覧）
7) Kumasaka N, Sakuma M, Shirato K. Incidence of pulmonary thromboembolism in Japan. Jpn Circ J 1999；63：439-41.
8) Sakuma M, Nakamura M, Yamada N, et al. Venous thromboembolism：deep vein thrombosis with pulmonary embolism, deep vein thrombosis alone, and pulmonary embolism alone. Circ J 2009；73：305-9.
9) 日本循環器学会，日本医学放射線学会，日本胸部外科学会，他. 2008年度合同研究班. 肺血栓塞栓症および深部静脈血栓症の診断，治療，予防に関するガイドライン（2009年改訂版）.
http://www.j-circ.or.jp/guideline/pdf/JCS2009_andoh_h.pdf（2018年1月10日閲覧）
10) 日本整形外科学会（監）. 症候性静脈血栓塞栓症予防ガイドライン2017. 南江堂，2017.
11) Di Nisio M, van Es N, Büller HR. Deep vein thrombosis and pulmonary embolism. Lancet 2016；17：388.
12) Kearon C, Akl EA, Ornelas J, et al. Antithrombotic Therapy for VTE Disease CHEST Guideline and Expert Panel Report. Chest 2016；149：315-52.
13) Konstantinides SV, Torbicki A, Agnelli G, et al. 2014 ESC Guidelines on the diagnosis and management of acute pulmonary embolism. Eur Heart J 2014；35：3033-69.
14) Piran S, Schulman S. Management of venous thromboembolism：an update. Thromb J 2016；14（Suppl 1）：23.
15) Liu Z, Tao X, Chen Y, et al. Bed rest versus early ambulation with standard anticoagulation in the management of deep vein thrombosis：a meta-analysis. PLoS One 2015；10：e0121388.
16) Quirke M, Ayoub F, McCabe A, et al. Risk factors for nonpurulent leg cellulitis：a systematic review and meta-analysis. Br J Dermatol 2017；177：382-94.

第 3 章　安全対策

III 安全対策

第3章 安全対策 | 1 転倒事故

CQ 1-1 転倒対策はなぜ必要か？

推奨

▶医療機関において発生する事故として転倒は頻度が高く，骨折や頭蓋内出血等，重大な結果を生じる危険性もある．このため，転倒リスクのスクリーニングや予防対策を実施することを推奨する．

●グレード▶ **1C** 推奨の強さ▶**強い推奨** エビデンスの確実性▶**弱**

■ エビデンス

1. 転倒の発生頻度

医療機関で発生する事故の中で転倒は上位に位置するものである[1]．病院入院中の患者の転倒発生率は，入院延べ患者数を分母として転倒発生件数/1,000人・日と表現されることが多い．入院延べ患者数は，入院患者実数を対象期間（日）の合計で示すものである．英語圏においても同様に算出され，"falls/1,000 patient days" と表記される．

転倒発生率（/1,000人・日）＝（転倒発生件数/入院延べ患者数）×1,000

転倒の発生率は報告により1.7〜25/1,000人・日と大きな開きがみられる[1]．米国での大規模データベースを使用した約11万件の入院中に生じた転倒事故の分析では，平均3.32/1,000人・日の転倒事故が生じたとしている[2]．同様に英国での大規模データベースを使用した約20万件の入院中の転倒事故の分析では，平均4.8/1,000人・日（95%信頼区間4.3〜5.4/1,000人・日）とされている[3]．わが国では日本病院会のQIプロジェクト[4]において，医療の質を表す指標（Quality Indicator：QI）を測定している．その中で，転倒転落事故の発生率も測定されている．転倒転落発生率は，平均値2.64/1,000人・日となっている．

転倒の発生率は病棟の種別によって差がみられており，一般病棟よりもリハビリテーション病棟や高齢者病棟で転倒の発生率は高いとされている[2,5]．わが国の報告においても，回復期リハビリテーション病棟での転倒発生率は，4.6〜13.9/1,000人・日であるとされている[6-9]．

2. 転倒による影響

転倒による衝撃により頭部や四肢体幹等の外傷を生じることが最大の問題となる．入院中の患者に発生した転倒事故により何らかの外傷を生じたのは30〜51%とされている[10]．また，日本病院会のQIプロジェクト[4]では転倒による損傷発生率を報告している．損傷発生率（損傷レベル2以上）の1年間の平均は，平均値0.72/1,000人・日，損傷発生率（損傷レベル4以上）は，平均値0.05/1,000人・日であったとしている．

重症の外傷としては，出血や裂創54%[11]，骨折や脱臼16〜70%[11-13]，頭蓋内出血8〜23%[12,13]が報告されている．骨折の中では大腿骨近位部骨折が多くを占めている[12,14]．そのほかに頻度が高い骨折としては，上肢の骨折[12,14]や肋骨骨折[12]等がみられている．頭蓋内出血の頻度は比較的低いものの，複数の症例が死に至ったとする報告もみられる[14]．

大腿骨近位部骨折は頻度が高いものであるが，長期的に歩行能力の低下が残存する症例も少なく

60

ない[15,16]．さらに骨折後1年間での死亡率は約10％ともされ，生命予後にも影響を与えるものである[15]．そして院内受傷の大腿骨近位部骨折患者は，院外で受傷した大腿骨近位部骨折患者よりも生命予後や機能予後が不良であるとする報告もある[17,18]．

また，転倒の経験から「転倒恐怖」が残存することもある．転倒恐怖は「身体能力が残されているにもかかわらず，活動を避けようとする永続した恐れ」とされている[19]．転倒恐怖の頻度は高齢者の12〜65％に生じるとされ，転倒経験者では29〜92％になるとされている[20]．そして，転倒恐怖を感じている症例では歩行能力が低下するとされている[21,22]．さらに転倒恐怖がある患者では機能改善が有意に不良であるとする報告もみられる[23]．

解説

医療機関で発生する事故として転倒は頻度が高いものである．日本病院会のQIプロジェクトで示されている転倒転落発生率の平均値2.64/1,000人・日は，仮に病院が満床であったと仮定すると，病床1に対して，年間1件の転倒事故を生じる計算となる．すなわち100床の病院が100％の病床稼働率で運用されたとすると，年間100件の転倒事故が発生していることとなる．同様に100床の病院において平均値0.05/1,000人・日の頻度でレベル4以上の事故を生じると仮定して計算すると，年間1.8件の重大事故が発生する見積もりとなる．

転倒の結果として重大な問題となるものは骨折と頭部外傷である．骨折の中で特に頻度が高く，影響も大きいものは大腿骨近位部骨折である．頭部外傷の頻度は低いものの，結果は重大なものとなるため，特に慎重な対応が必要である．

このように転倒事故の頻度は高く，患者に与える影響も大きいことから，医療機関においてリハビリテーション医療を行う際には十分な転倒対策が必要であると考えられる．その一方で，転倒を恐れて必要以上の活動制限を行うことになると，廃用症候群の危険性が上昇し，リハビリテーション医療の視点からは害の大きい対応となる．活動性を向上することによる「益」と，転倒による有害事象という「害」のバランスを考慮して対応方法を総合的に判断することが必要である．

❖文献

1）Agency for Healthcare Research and Quality. Preventing Falls in Hospitals. A Toolkit for Improving Quality of Care. https://www.ahrq.gov/professionals/systems/hospital/fallpxtoolkit/index.html（2018年1月31日閲覧）

2）Lake ET, Shang J, Klaus S, et al. Patient Falls：Association with Hospital Magnet Status and Nursing Unit Staffing. Res Nurs Health 2010；33：413-25.

3）Healey F, Scobie S, Oliver D, et al. Falls in English and Welsh hospitals：a national observational study based on retrospective analysis of 12 months of patient safety incident reports. Qual Saf Health Care 2008；17：424-30.

4）日本病院会．2015年度QIプロジェクト結果報告．https://www.hospital.or.jp/pdf/06_20161118_01.pdf（2018年1月31日閲覧）

5）Schwendimann R, Buhler H, De Geest S, et al. Characteristics of hospital inpatient falls across clinical departments. Gerontology 2008；6：342-8.

6）鈴木　亨，園田　茂，才藤栄一，他．回復期リハビリテーション目的の入院脳卒中患者における転倒，転落事故とADL．リハ医 2006；43：180-5.

7）土田聖司．当院における転倒・転落事故防止対策の現状報告回復期リハビリテーション病棟と急性期病棟の比較．Osteoporo Jpn 2007；15：331-2.

8）Teranishi T, Kondo I, Tanino G, et al. An analysis of falls occurring in a convalescence rehabilitation ward a decision tree classification of fall cases for the management of basic movements. JJ Compr Rehabil Scie 2013；4：7-13.

9）大高洋平（編）．回復期リハビリテーションの実践戦略 活動と転倒．医歯薬出版，2016.

10）Oliver D, Healey F, Haines TP. Preventing falls and Fall-Related Injuries in Hospital. Clin Geriatr Med 2010；26：645-92.

11）Fisher ID, Krauss MJ, Dunagan WC, et al. Patterns and predictors of inpatient falls and fall-related injuries in a large academic hospital. Infect Control Hosp Epidemiol 2005；26：822-7.

III 安全対策

12）Schwendimann R, Buhler H, De Geest S, et al. Falls and consequent injuries in hospitalized patients : effects of an interdisciplinary falls prevention program. BMC Health Serv Res 2006 ; 6 : 69.

13）Toyabe S. Development of a Risk Assessment Tool to Predict Fall-Related Severe Injuries Occurring in a Hospital. Glob J Health Sci 2014 ; 6 : 70-80.

14）National Patient Safety Agency. Slips, trips and falls data update. http://www.nrls.nhs.uk/resources/collections/10-for-2010/reducing-harm-from-falls/?entryid45=74567（2018 年 1 月 31 日閲覧）

15）Sakamoto K, Nakamura T, Hagino H, et al. Report on the Japanese Orthopaedic Association's 3-year project observing hip fractures at fixed-point hospitals. J Orthop Sci 2006 ; 11 : 127-34.

16）Fukui N, Watanabe Y, Nakano T. Predictors for ambulatory ability and the change in ADL after hip fracture in patients with different levels of mobility before injury : a 1-year prospective cohort study. J Orthop Trauma 2012 ; 26 : 163-71.

17）Johal KS, Boulton C, Moran CG. Hip fractures after fall in hospital : A retrospective observational cohort study. Injury Int J Care Injured 2009 ; 40 : 201-4.

18）Murray GR, Cameron ID, Cumming RG. The Consequence of Falls in Acute and Subacute Hospitals in Australia That Cause Proximal Femoral Fractures. J Am Geriatr Soc 2007 ; 55 : 577-82.

19）Tinetti ME, Powell L. Fear of falling and low self-efficacy. A cause of dependence in elderly persons. J Gerontol 1993 ; 48 : 35-8.

20）Legters K : Fear of Falling. Phys Ther 2002 ; 82 : 264-72.

21）Vellas BJ, Wayne SJ, Romero LJ, et al. Fear of falling and restriction of mobility in elderly fallers. Age Ageing 1997 ; 26 : 189-93.

22）Auais M, Alvarado BE, Curcio CL, et al. Fear of falling as a risk factor of mobility disability in older people at five diverse sites of the IMIAS study. Arch Gerontol Geriatr 2016 ; 66 : 147-53.

23）Bowser ES, Wetherell JL, Petkus AJ, et al. Fear of Falling after Hip Fracture : Prevalence, Course, and Relationship with One-Year Functional Recovery. Am J Geriatr Psychiatry 2016 ; 24 : 1228-36.

1　転倒事故

第3章　安全対策　1　転倒事故

CQ 1-2　転倒リスクのスクリーニングはどのように実施するか？

推奨

▶ 様々な転倒予測ツールが数多く報告されており，その一部では予測精度も検証されている．これらのツールを使用してスクリーニングを実施することを推奨する．

●グレード▶ **1B**　推奨の強さ▶**強い推奨**　エビデンスの確実性▶**中**

■ 解説

1. 転倒の予測因子

WHO global report on falls prevention in older age[1]によると，転倒のリスク要因としては，生物学的リスク要因，行動的リスク要因，環境的リスク要因，社会経済的リスク要因があげられている．転倒や，転倒による外傷はこれらのリスク要因の複雑な相互作用の結果によって生じるとされている．

転倒は複数の因子が関連して発生するため，転倒リスクのスクリーニングには多面的な評価が必要である．米国・英国の老年学会の転倒予防ガイドライン[2]では，転倒歴（転倒時の状況や頻度，転倒時の徴候，外傷），薬剤，危険因子の病歴（急性・慢性的な医学的問題），歩行・バランス・移動能力・下肢の関節機能，認知機能，下肢末梢神経機能，下肢筋力，心機能，視力，足部や履物，ADLや補助具の使用，機能障害の認識や転倒恐怖，環境評価等が含まれるべきであるとしている．National Institute for Health and Care Excellence（NICE）による転倒予防のガイドライン[3]では，転倒歴，歩行・バランス・移動能力や筋力低下，骨粗鬆症のリスク，機能的状態の認識や転倒恐怖，視力障害，認知障害，神経学的評価，尿失禁の評価，家庭環境の評価，心機能評価や薬剤の見直しがあげられている．

転倒の予測因子に関する報告も複数みられる．評価項目として高頻度に用いられているものは，精神状態や認知機能（13件），転倒歴（10件），運動障害（10件），転倒と関連する疾患（8件），失禁または排泄に関する障害（8件），バランスや認知機能に影響する薬剤や多剤併用（7件），視力・聴力・感覚障害（7件），バランス障害（5件），年齢（4件），日常生活における制限（4件），筋力低下や切断等の身体機能（4件），補助具の使用（4件）等であるとされている[4]．特に転倒と関連が強い因子としては，認知機能障害，尿失禁・頻尿，転倒の既往，薬剤等が重要であるとされている[5-7]．

2. 転倒予測ツール

転倒に関連する危険因子を組み合わせた転倒予測ツールが数多く作成されている．そしていくつかのツールについては予測精度の検証も行われている．予測精度検証に関する報告の頻度が高いツールとしては，St Thomas Risk Assessment Tools In Falling Elderly Inpatients（STRATIFY）と Morse Fall Scale（MFS）が挙げられる[8-11]．

STRATIFY は，転倒歴，視覚障害，精神状態，排泄頻度，移乗・移動能力の5項目で構成される．各項目1点であり，合計5点となる．2点以上で転倒の危険性が高いと判断される．開発段階の感

III　安全対策

表1　リハビリテーション医療における安全管理・推進のためのガイドライン
（初版）の転倒転落リスク評価[18]

項　目	点　数
転倒したことがある（入院前または入院後）	3
歩行に介助または補助具が必要である	2
判断力が低下している（記憶・理解・注意力低下，せん妄，不穏）	2
日常生活に影響する視力障害がある	1
頻尿・尿失禁がある．または排尿動作に介助が必要である	1
薬（睡眠・精神安定剤，降圧・利尿薬）を服用している	1

合計10点であり，高得点であるほど転倒のリスクは高いと判断される．
（7〜10点：よく起こす，4〜6点：起こしやすい，0〜3点：起こす可能性がある）

度は93%，特異度は88%であり，他施設での検証において感度は92%，特異度は68%であった[12]．

　その後，STRATIFYの再現性に関する報告が複数なされた．これらの報告に対するシステマティックレビューが行われている．入院患者に対するSTRATIFYの予測精度は感度42.9〜76.9%，特異度43.2〜59.0%とばらつきがみられていた．4つの研究結果を利用したメタ解析も実施されており，感度は67.2%（95%信頼区間：60.8-73.6），特異度51.2（95%信頼区間：43.0-59.3）であったとしている[13]．

　MFSは転倒歴（25点），合併症（15点），歩行補助具の使用（15または30点），点滴（20点），歩行や移乗能力（10または20点），精神状態（15点）の6項目で構成され，合計125点となる．カットオフ点を45点とされており，感度78%，特異度83%としている[14,15]．

　入院患者を対象としてMFSの予測精度が検証されている．本来のカットオフ点である45点では感度80.9%，特異度53.4%であった．Receiver Operating Characteristic曲線のArea Under the Curveの比較において，55点をカットオフとすることで予測精度は最善となり，感度は74.5%，特異度は65.8%となった[16]．

　STRATIFYおよびMFSは日本語訳も報告され，回復期リハビリテーション病棟においてその予測精度も検証されている．STRATIFYは2点をカットオフとした場合，感度80%（95%信頼区間：0.51-0.94），特異度62.5%（95%信頼区間：0.58-0.64）であった．MFSは45点をカットオフとした場合，感度80%（95%信頼区間：0.51-0.94），特異度40.6%（95%信頼区間：0.36-0.43）であった[17]．

　本ガイドライン初版[18]においても，転倒・転落のリスク評価方法が記載されている（表1）．評価項目は転倒歴，歩行能力，判断力，視力障害，頻尿・尿失禁，薬剤となっており，合計点で転倒のリスクを評価する．10点満点の評価であり，7〜10点を「よく起こす」，4〜6点を「起こしやすい」，0〜3点を「起こす可能性がある」と予測する方法である．急性期病棟に入院した症例での検証では，Receiver Operating Characteristic曲線（ROC曲線）の曲線下面積0.804（95%信頼区間：0.782-0.826）であった．ROC曲線の形状から求めた最善のカットオフ点は3点であった．3点以上をハイリスクと判断した場合には感度0.726，特異度0.763となっていた．その一方でガイドラインに記載されたカットオフ点では予測精度の低下がみられたとしている[19]．

　転倒予測ツールは数多く報告されているが，その予測精度も多様である．感度は十分高いものであっても，特異度は低いものも多くみられる．また再現性についてもばらつきがみられている．転倒予測ツールの導入にあたっては，この予測精度の限界を理解して利用するべきである．特に対象患者や環境が変化することにより予測精度は変動することが想定されるため，各施設においてその予測精度を検証することが望ましい．

3. スクリーニング結果に応じた対応

　転倒は高頻度に発生する事故であり，その影響は時に重大なものとなる．医療機関においては適切な予防策をとることが求められる．その一方で配置されている職員数や，施設の構造等により，すべての患者に対して予防策をとることは容易ではない．また，感染予防と同様に「すべての患者にリスクがある」として全患者に転倒予防策を実施することは，必要以上の活動制限につながる可能性があり，それによる害も危惧される．

　リハビリテーション医療の対象となる患者に対しては，転倒のリスクについて適切にスクリーニングを実施し，ハイリスクな患者と，リスクは高くない患者とを識別する必要がある．そのうえで個別の予防策を検討することが求められる．ここでハイリスクと判断される患者においても，過剰な予防策の実施による害を生じないような配慮が必要である．

　また，入院に患者の状態が変化することにより，転倒のリスクが変化することも少なくない．入院後の状態変化時等に再評価を行うことも必要である．

❖文献

1) World Health Organization. WHO global report on falls prevention in older age. http://www.who.int/iris/handle/10665/43811（2018 年 1 月 31 日閲覧）
2) AGS/BGS Clinical Practice Guideline. Prevention of Falls in Older Persons. http://www.medcats.com/FALLS/frameset.htm（2018 年 1 月 31 日閲覧）
3) National Institute for Health and Care Excellence. Falls. Assessment and prevention of falls in older people. https://www.nice.org.uk/guidance/cg161/evidence/falls-full-guidance-190033741（2018 年 1 月 31 日閲覧）
4) Perell KL, Nelson A, Goldman RL, et al. Fall risk assessment measures：an analytic review. J Gerontol A Biol Sci Med Sci 2001；56A：M761-6.
5) Oliver D, Daly F, Martin FC, et al. Risk factors and risk assessment tools for falls in hospital in-patients：a systematic review. Age Aging 2004；33：122-30.
6) Hendrich AL, Bender PS, Nyhuis A. Variation of the Hendrich II Fall Risk Model：A Large Concurrent Case/Control Study of Hospitalized Patients. Appl Nurs Res 2003；16：9-21.
7) Deandrea S, Bravi F, Turati F, et al. Risk factors for older people in nursing homes and hospitals. A systematic review and meta-analysis. Arch Gerontol Geriatr 2013；56：407-15.
8) Costa BR, Rutjes AWS, Mendy A, et al. Can Fall Risk Prediction Tools Correctly Identify Fall-Prone Elderly Rehabilitation Inpatients? A Systematic Review and Meta-Analysis. PLoS ONE 2012；7：e41061.
9) Hempel S, Newberry S, Wang Z, et al. Hospital Fall Prevention：A Systematic Review of Implementation, Components, Adherence, and Effectiveness. J Am Geriatr Soc 2013；61：483-94.
10) Lee J, Gellar AI, Strasser DC. Analytical Review：Focus on Fall Screening Assessments. PMR 2013；5：609-21.
11) Aranda-Gallardo M, Morales-Asencio J, Canca-Sanchez JC, et al. Instruments for assessing the risk of falls in acute hospitalized patients：a systematic review and meta-analysis. BMC Health Serv Res 2013；13：122.
12) Oliver D, Britton M, Seed P, et al. Development and evaluation of evidence based risk assessment tool（STRATIFY）to predict which elderly inpatients will fall：case-control and cohort studies. BMJ 1997；315：1049-53.
13) Oliver D, Papaioannou A, Giangregorio L, et al. A systematic review and meta-analysis of studies using the STRATIFY tool for prediction of falls in hospital patients：how well does it work? Age Ageing 2008；37：621-7.
14) Morse JM, Black C, Oberle K, et al. A prospective study to identify the fall-prone patient. Soc Sci Med 1989；28：81-6.
15) Morse JM, Morse RM, Tylko SJ. Development of a Scale to Identify the Fall-Prone Patient. Can J Aging 1989；8；366-77.
16) Schwendimann R, De Geest S, Millsen K. Evaluation of the Morse Fall Scale in hospitalised patients. Age Ageing 2006；35：311-3.
17) 高取克彦，岡田洋平，椰野浩司，他．日本語版 STRATIFY および Morse Fall Scale の作成と有用性．理学療法学 2011；38：382-9.
18) 日本リハビリテーション医学会診療ガイドライン委員会．リハビリテーション医療における安全管理・推進のためのガイドライン．医歯薬出版，2006.
19) 宮越浩一．リハビリテーションにおける医療安全．総合リハビリテーション 2017；45：47-52.

III 安全対策

第3章 安全対策 **1 転倒事故**

CQ **1-3** 転倒対策にはどのような方法があるか？

推奨

▶ 入院患者では転倒リスクをスクリーニングし，その結果に応じて多因子的な介入を実施することを提案する．

·· ●グレード▶ **2B** 推奨の強さ▶**弱い推奨** エビデンスの確実性▶**中**

■ エビデンス

転倒は院内，院外で生じる事故として高頻度に生じるものであり，転倒予防の方法を検討した報告は数多くみられる．それらにはランダム化比較試験とした質の高いものも多く含まれており，システマティックレビューやメタ解析も複数報告されている．

運動療法による介入の効果について Cochrane Systematic Review によるメタ解析が行われている．地域在住高齢者を対象とした報告のメタ解析の結果，複合要素を含むグループ運動は，リスク比 0.71（95% 信頼区間：0.63-0.82）で転倒発生率は抑制されていた[1]．複合要素を含む在宅での個別運動の解析では，リスク比 0.68（95% 信頼区間：0.58-0.80）で転倒発生率は抑制されていた[1]．

入院患者を対象とした Cochrane Systematic Review も報告されている．ハイリスク患者に対する看護師による教育の効果に関するメタ解析では，転倒した患者数はリスク比 0.29（95% 信頼区間：0.11-0.74）で有意に低下していた．多因子介入の効果に関する分析では，転倒発生率はリスク比 0.69（95% 信頼区間：0.49-0.96）で有意に低下していた[2]．ベッドの高さ調整やベッドセンサーの設置等の介入では，外傷の発生を有意に低下させてはいなかった[3]．

転倒予防の介入として，単一の介入では効果が得られにくいとして，数多くの多因子介入が実施されている．ランダム化比較試験とした質の高い研究も多く含まれている．多因子介入の内容としては，転倒の危険性のスクリーニング，危険因子に応じた治療介入や見守り，環境整備，アラーム設置，職員教育，ハイリスク患者を識別するためのリストバンド，歩行や排泄時の介助等，様々であった．急性期病棟や高齢者病棟入院中の患者に対する多因子介入の効果として，転倒発生率や転倒者数が有意に減少したとする報告が複数みられた[4-7]．しかし効果は一時的なものであったとする報告もみられる[8]．さらに多因子介入によっても，有意な転倒発生率の減少がみられなかったとする報告もみられる[9-11]．また在院日数が短期の患者では転倒発生率は減少しないものの，長期間入院の患者では転倒発生率が有意に減少したとする報告もある[12]．

急性期および亜急性期病院等に入院中の患者に対して教育を介入としたランダム化比較試験が実施されている．認知機能が正常な患者では転倒発生率は有意に低下したとする報告がみられる[13]．リハビリテーション病棟入院中の患者に対して，教育と病棟医療職との情報共有を介入としたクラスターランダム化比較試験では，転倒発生率と転倒による外傷が有意に低下したとしている[14]．

入院患者に対する転倒予防介入を実施した 17 件の多因子介入の報告がレビューでは，6 件の報告で転倒や外傷の減少がみられた．転倒発生を抑制したとする報告の介入内容としては，転倒後のレビュー，患者教育，職員教育，履物の指導，トイレ誘導等が含まれていた．介入が単一の職種のみ

66

で実施された報告において有意な改善はみられなかった[15].

解説

　エビデンスで述べたように転倒予防の介入による効果については不確実な部分がある.

　米国のメディケアでは院内で発生した一部の有害事象による追加の診療コストの支払いは認めていない. その経済的インセンティブによる社会的な介入の前後で, 中心静脈ライン感染, カテーテル関連尿路感染, 転倒, 褥瘡の発生件数を比較している. その結果, 中心静脈ライン感染やカテーテル関連尿路感染は有意な発生率の低下を認めた. それに対して, 転倒は発生率比 0.99（95% 信頼区間：0.99–1.00）と発生率の変化は認めなかった[16]. 経済的なインセンティブによっても転倒を減少させることは困難であると推察することができる.

　転倒予防対策は必要であるが, その効果には限界があることを理解して対応することが必要である. そしてこの事実について患者や家族に説明を行い, 理解を得ることが望ましい.

❖文献

1) Gillespie LD, Robertson MC, Gillespie WJ, et al. Interventions for preventing falls in older people living in the community. Cochrane Database Syst Rev 2012；CD007146.

2) Cameron ID, Gillespie LD, Robertson MC, et al. Interventions for preventing falls in older people in care facilities and hospitals. Cochrane Database Syst Rev 2012；CD005465.

3) Anderson O, Boshier PR, Hanna GB. Interventions designed to prevent healthcare bed-related injuries in patients. Cochrane Database Syst Rev 2011；CD008931.

4) Healey F, Monro A, Cockram A, et al. Using targeted risk factor reduction to prevent falls in older in-patients：a randomised controlled trial. Age Ageing 2004；33：390-5.

5) Stenvall M, Olofsson B, Lundstrom M, et al. A multidisciplinary, multifactorial intervention program reduces postoperative falls and injuries after femoral neck fracture. Osteoporos Int 2007；18：167-75.

6) Ang E, Mordiffi SZ, Wong HB. Evaluating the use of a targeted multiple intervention strategy in reducing patient falls in an acute care hospital：a randomized controlled trial. J Adv Nurs 2011；67：1984-92.

7) Dykes PC, Carroll DL, Hurley A, et al. Fall prevention in acute care hospitals：a randomized trial. JAMA 2010；304：1912-8.

8) Schwendimann R, Bühler H, De Geest S, et al. Falls and consequent injuries in hospitalized patients：effects of an interdisciplinary falls prevention program. BMC Health Serv Res 2006；6：69.

9) Barker AL, Morello RT, Wolfe R, et al. 6-PACK programme to decrease fall injuries in acute hospitals：cluster randomized controlled trial. BMJ 2016；352：h6781.

10) Hempel S, Newberry S, Wang Z, et al. Hospital Fall Prevention：A Systematic Review of Implementation, Components, Adherence, and Effectiveness. J Am Geriatr Soc 2013；61：483-94.

11) Cumming RG, Sherrington C, Lord SR, et al. Cluster randomized trial of a targeted multifactorial intervention to prevent falls among older people in hospital. BMJ 2008；336：758-60.

12) Haines TP, Bennell KL, Osborne RH, et al. Effectiveness of targeted falls prevention programme in subacute hospital setting：randomised controlled trial. BMJ 2004；328：676-9.

13) Haines TP, Hill AM, Hill KD, et al. Patient Education to Prevent Falls Among Older Hospital Inpatients. A Randomized Controlled Trial. Arch Intern Med 2011；171：516-24.

14) Hill AM, McPhail SM, Waldron N, et al. Fall rates in hospital rehabilitation units after individualised patient and staff education programmes：a pragmatic, stepped-wedge, cluster-randomised controlled trial. Lancet 2015；385：2592-9.

15) Oliver D, Healey F, Heynes TP. Preventing Falls and Fall-Related Injuries in Hospitals. Clin Geriatr Med 2010；26：645-92.

16) Waters TM, Daniels MJ, Bazzoli GJ, et al. Effect of Medicare's Nonpayment for Hospital-Acquired Conditions：Lessons for Future Policy. JAMA Intern Med 2015；175：347-54.

III　安全対策

第3章　安全対策 | 1　転倒事故

cq 1-4　訓練中に転倒が生じた場合はどのようにするか？

推奨

▶ 転倒事故の結果として骨折や頭蓋内出血を生じることがある．頭部を打撲している場合や，出血傾向がある場合，疼痛の訴えがある場合は，当日の訓練は中止として，精査を行うことを推奨する．

● グレード▶ **1C**　推奨の強さ▶**強い推奨**　エビデンスの確実性▶**弱**

解説

1. 骨折

　　転倒によって生じる重度の外傷としては，骨折や頭蓋内出血があげられる．なかでも骨折は頻度が高いものである．入院中に生じた転倒による骨折としては，大腿骨近位部骨折が高頻度にみられている[1]．地域在住成人の骨折事例で高頻度のものは，胸腰椎（23.6%），足部・足趾（10.9%），肋骨（10.3%），前腕遠位（8.2%），大腿骨近位（7.2%），手・手指（7.0%），骨盤（5.2%），上腕骨近位（4.0%）であるとされている[2]．転倒を生じた際には，これらの部位の所見に注意が必要である．

　　大腿骨近位部骨折では手術適応となることが多い．手術を早期に施行することで生存率，疼痛，合併症，在院日数等のアウトカムが改善するとする報告が数多くみられる．このことから米国整形外科学会の大腿骨頸部骨折ガイドライン[3]では48時間以内に手術を施行することが推奨されている．同様に日本整形外科学による大腿骨頸部/転子部骨折診療ガイドライン[4]においても「できる限り早期の手術を推奨する（推奨グレードB）」とされている．骨折の影響を最低限とするためには，早期に骨折の診断を確定し，治療が開始される必要がある．

　　大腿骨近位部骨折で骨折部の転位がある場合には，患肢が短縮・外旋しており，著しい運動痛と運動制限を認めることが多い．これに対して骨折部の転位がない場合には疼痛を訴えるものの，歩行可能であることもある．大腿骨近位部骨折の診断において最も簡便かつ有効な検査は単純X線写真である．単純X線による大腿骨近位部骨折の正診率は96.7〜98.1%であるとされている[4]．単純X線で診断が困難な場合にはMRI，骨シンチ，CTのいずれかを追加することが望ましいとされている．なかでもMRIが有用であるとされている[4]．

2. 頭蓋内出血

　　頭蓋内出血は死に至る危険性や，重度の後遺障害を残す危険性が高く，特に早急な対応が求められる．頭蓋内出血は頭部CTにより診断されることが一般的である．NICEの頭部外傷の早期管理ガイドライン[5]では，初期評価でGCSが13点未満，受傷2時間後でGCSが15点未満，頭蓋骨骨折の疑い，外傷後の痙攣，神経学的異常，受傷後1回以上の嘔吐では頭部CT撮影を推奨している．

　　病院内で発生する頭部打撲の受傷機転は低エネルギー外傷が主となると想定される．軽症頭部外傷症例の調査では，2.2%で頭部CTでの異常を認めたとしている．そして頭部CTでの異常所見を呈する危険因子は80歳以上の高齢であること（オッズ比5.22，95%信頼区間：2.21-12.34），抗血小板薬を内服していること（オッズ比2.23，95%信頼区間：1.25-4.00）であった[6]．

抗凝固薬や抗血小板薬使用中の頭部外傷後の頭蓋内出血発症状況の調査では，初回 CT で異常がみられなかった場合においても，遅発性に出血をきたすことがあるとされているため，繰り返しの観察が必要である[7,8]．

3. 転倒後の対応方法の標準化

転倒は骨折や頭蓋内出血等，重大な結果となることがある．転倒は高頻度に発生する事故であり，いつ発生するか予測しにくいものである．すべての医療職がその発見者となる可能性がある．このため転倒事故発生時に適切な対応ができるよう，マニュアル整備や教育をする必要がある．

AHRQ[9]では転倒後に，患者の外傷を注意深く系統的に観察することと，観察事項を診療録とインシデントレポートに記述することが必要であるとしている．そして外傷の観察に関して，患者を動かす前に骨折の徴候や脊髄損傷の可能性を確認すること，骨折の徴候や脊髄損傷の可能性がある患者は安全な方法で取り扱うこと，頭部外傷を生じた患者や，それが除外できない場合には定期的に神経学的観察を行うこと等が推奨されている．

西オーストラリア保健省による医療機関における転倒後の管理に関するガイドライン[10]においては，頭部外傷の疑いがある場合や，認知症や鎮静により評価が困難な場合には頭部 CT を実施することが推奨されている．

4. 再発予防

転倒の危険因子として重要なものに，転倒歴がある．すなわち転倒を生じてしまった患者は，再転倒の危険性も高いと考える必要がある．転倒後には患者の転倒リスクおよび個別のケアプランを再考することが必要である．

また AHRQ の転倒予防ツールキットでは，転倒事故が発生した際には根本原因解析（Root Cause Analysis：RCA）を実施することを推奨している．RCA はエラーや望ましくない結果の原因を評価し，理解する目的で行われる．標準化された方法で転倒後の評価を行うことで，将来の転倒を予防するための方法を組織が学習することが可能となる．

転倒事故の再発予防対策として，患者個別の再発予防策のみでなく，組織単位の対応も必要である．組織単位の再発予防としては，インシデントレポートの入力，収集されたデータを活用しての再発予防策が必要である．

インシデントレポートは事故の発生状況を把握し，原因を分析することで組織の改善を得るために重要な情報源となる．特に転倒事故は発生頻度が高いものであり，その情報は重要なものとなる．しかしインシデントレポートが作成されない事故は数多くあるとされている[11]．いかにインシデントレポートの作成を推進するかが課題であり，医療安全管理部門との連携が必要である．また，転倒事故は訴訟に至る事例も複数生じている．このため，インシデントレポートは速やか，かつ適切に作成される必要がある．

❖文献

1) National Patient Safety Agency. Slips, trips and falls data update.
http://www.nrls.nhs.uk/resources/collections/10-for-2010/reducing-harm-from-falls/?entryid45=74567（2018 年 1 月 31 日閲覧）

2) Amin S, Achenbach SJ, Atkinson EJ, et al. Trends in Fracture Incidence：A Population-Based Study Over 20 Years. J Bone Miner Res 2014；29：581-9.

3) American Academy of Orthopedic Surgeons. Management of Hip Fractures in the Elderly Evidence-Based Clinical Practice Guideline.
https://www.aaos.org/research/guidelines/HipFxGuideline_rev.pdf（2018 年 1 月 31 日閲覧）

4) 日本整形外科学会診療ガイドライン委員会大腿骨頚部/転子部骨折診療ガイドライン策定委員会．大腿骨頚部/

転子部骨折診療ガイドライン改訂第2版. 南江堂, 2011.

5) National Institute for Health and Care Excellence. Head injury : assessment and early management. https://www.nice.org.uk/guidance/cg176 (2018年2月25日閲覧)

6) Riccardi A, Frumento F, Guiddo G, et al. Minor head injury in the elderly at very low risk : a retrospective study of 6 years in an Emergency Department (ED). Am J Emerg Med 2013 ; 31 : 37-41.

7) Nishijima DK, Offerman SR, Ballard DW, et al. Immediate and Delayed Traumatic Intracranial Hemorrhage in Patients with Head Trauma and Preinjury Warfarin or Clopidogrel Use. Ann Emerg Med 2012 ; 59 : 460-8.

8) Swap C, Sidell M, Ogaz R, et al. Risk of Delayed Intracerebral Hemorrhage in Anticoagulated Patients after Minor Head Trauma : The Role of Repeat Cranial Computed Tomography. Perm J 2016 ; 20 : 14-6.

9) Agency for Healthcare Research and Quality. Preventing Falls in Hospitals : A Toolkit for Improving Quality of Care. 2013. https://www.ahrq.gov/professionals/systems/hospital/fallpxtoolkit/index.html (2018年1月31日閲覧)

10) Government of Western Australia Department of Health. Post-Fall Management Guidelines in WA Healthcare Settings. 2015. http://www.health.wa.gov.au/circularsnew/attachments/754.pdf (2018年1月31日閲覧)

11) Shorr RI, Mion LC, Chandler AM, et al. Improving the Capture of Falls in Hospitals : Combining a Service for Evaluating Inpatient Falls with an Incident Report System. J Am Geriatr Soc 2008 ; 56 : 701-4.

2　窒息事故

第3章　安全対策　2　窒息事故

cq2-1　窒息対策はなぜ必要か？

推奨

▶ 誤嚥により重篤な窒息を生じて気道閉塞が解除できなかった場合，高い確率で重大あるいは致死的な事故となる．このため，窒息対策を実施することを推奨する．

● グレード▶ **1C**　推奨の強さ▶**強い推奨**　エビデンスの確実性▶**弱**

エビデンス

わが国における窒息は食物等の気道異物により多く発生している[1,2]．

厚生労働省からの人口動態統計によれば，平成28年（2016）の不慮の事故による死亡は死因別死亡率の第6位で38,306人，このうち窒息によるものは9,485人，転倒・転落8,030人，交通事故5,278人であった[3]．

平成21年度「不慮の事故死亡統計」の概況には，平成20年の発生状況の詳細があり，窒息による死亡は0～4歳の乳幼児と65歳以上の高齢者に多く発生し，65歳以上の高齢者が90%を占める[1]．窒息による死亡の発生場所は，病院・診療所が最も多く84.4%，自宅は9.9%であった．病院での窒息による死亡には，救急搬送例と院内発生例が含まれる．窒息事故発生の時間帯は，12時～14時台と18時～20時台が多く，食事の時間帯に食品の誤嚥による窒息が多く発生している[3,4]．

国内の単一施設からの報告で，救命救急センターへ搬送された在宅等で目撃のある気道異物による窒息症例50例の検討では，最終転帰は，死亡34例，生存16例でこのうち重度な永続的障害後遺および植物状態となったものは8例であった[5]．

東京消防庁の報告では，平成28年に約13,200人の救急搬送中1,703人が窒息で救急搬送され，高齢者の窒息・誤飲事故では，初診時に5割以上の高齢者が入院の必要がある中等症以上と診断され，449人が生命の危険がある重症以上と診断されていた[2]．市中で発生した窒息事故の死亡率は18～58%と報告されている[4-9]．

1. 病院における窒息事故

医療事故情報収集等事業　第26回報告書（2011年4～6月）では，食事に関連した医療事故222件のうち，誤嚥は186件（83.8%）であった．医療機関において発生する事故のうち，食事に関連する事例では誤嚥が最も多く報告されている．当事者で多い職種は，看護師であった[10]．

一般社団法人日本医療安全調査機構の医療事故調査・支援センター事業報告（平成28年年報）によれば，平成27年10月～平成28年12月の間に医療に起因する死亡としてセンターへ医療事故報告（発生）された487件中，誤嚥13例，転倒・転落8件であった[11]．

わが国における単一施設からの報告として，以下のものがある．

一般病院における看護師278人を対象としたアンケート調査では，食事介助中に誤嚥・窒息を経験したものは21%であった[12]．

精神科病院において2007年～2013年の間に発生した入院患者の窒息に関連するインシデント報告33例（のべ39例）（男性23例，女性10例）では，65歳以上の高齢者が非高齢者より多かった．

71

障害高齢者の日常生活自立度（寝たきり度）は，ランク A が最も多く，窒息をおこした患者の摂食機能は自立のものが最も多くみられた[13]．

急性期病院における院内での窒息事故の報告事例の後方視的調査では，3 年間に 65 歳以上の入院患者は 11,381 例，レベル 3b 以上の窒息事故は 5 例で，院内で窒息を起こす確率は 0.04％ であった．窒息事故の転帰は，5 例中 4 例が死亡，1 例は蘇生後に退院していた．摂食動作は 5 例中 4 例が自立，1 例ほぼ自立であった[14]．

■解説

窒息は，気道に狭窄あるいは閉塞をきたし呼吸困難を呈する病態である．窒息により生じる換気障害が重度な場合，短時間で換気障害による脳の低酸素状態に至り意識障害を生じ，永続的障害後遺や生命予後不良となり得る．

リハビリテーション医療の対象患者は，高齢者が多く加齢や併存疾患に伴い潜在的に嚥下障害を有する，あるいは新たに発症した疾患や治療等により嚥下機能が障害されるものも想定される．嚥下障害による問題として，窒息と誤嚥がある．

リハビリテーション治療では，摂食・嚥下障害に対する訓練や，ADL 訓練として摂食の介助や摂食機能療法等が多職種により行われ，食物の誤嚥による窒息事故を発生する危険性がある．また，加齢のほか運動器障害や神経筋疾患，内部障害等に関連する呼吸機能障害のため咳嗽による気道分泌物の喀出が十分できない患者は，下気道の分泌物等による閉塞による窒息もきたし得る．さらに，訓練中には嘔吐による吐物の誤嚥により気道閉塞をきたすこともあり，リハビリテーション治療の実施にあたっては窒息事故に対する対策が必要である．

厚生労働省による平成 28（2016）年の人口動態統計によると，わが国の死亡原因のうち，不慮の事故は，がん，心疾患，肺炎，脳血管障害，老衰に続く発生数である．不慮の事故による死亡のうち窒息によるものが最も多く 24.7％ を占める．不慮の事故による死亡の推移として，平成 7 年は，交通事故による死亡が 15,147 件，窒息による死亡は 7,104 件であった．その後，平成 18 年には交通事故と不慮の窒息による死亡はほぼ同数となり，平成 19 年以降は窒息による死亡数が上回り，平成 27 年は窒息による死亡（9,356 件）は交通年事故による死亡数（5,646 件）の 2 倍近くとなっている[2]．交通事故死は，平成 4 年以降，事故情報データベース事業が開始されデータに基づく対策が講じられ年々減少が続く一方，食品の窒息事故を含めた事故情報収集は平成 21 年 9 月から消費者庁と独立行政法人国民生活センターによる事故情報データバンクシステムとして開始されたところである．国内の医療機関における窒息に関連する発生状況の実態は明らかではない．

東京都では，平成 28 年に 1,703 人の高齢者が窒息により救急搬送され，人口 10 万人あたりの救急搬送数は 80 歳以上で増加傾向であった[2]．

三次救急病院へ食品による窒息事故で救急搬送された 107 例の直接医療費用（入院費用）の平均は 596,436 円，最小入院費用：43,260 円，最高入院費用：3,124,790 円，救急要請から病院到着までの時間は平均 30 分以上であった[15]．

窒息をきたし気道閉塞が解除できなかった場合，重大あるいは致死的となる．窒息事故は生命および長期的な ADL に影響を与え，患者の QOL も低下させる可能性がある．また医療費負担の増大や治療期間の延長，生命予後にかかわる可能性もある．これらのことより，医療機関においてリハビリテーション治療を実施する際には十分な窒息対策が必要であると考えられる．

❖文献

1) 厚生労働省. 平成 21 年度「不慮の事故死亡統計」の概況.
http://www.mhlw.go.jp/toukei/saikin/hw/jinkou/tokusyu/furyo10/index.html）（2018 年 2 月 25 日閲覧）

2) 東京消防庁. 救急搬送データから見る高齢者の事故.
http://www.tfd.metro.tokyo.jp/lfe/topics/201509/kkhansoudeta.html（2018 年 2 月 23 日閲覧）

3) 厚生労働省 HP. 人口動態調査.
http://www.mhlw.go.jp/toukei/list/81-1.html（2018 年 2 月 23 日閲覧）

4) 芦田貴司，小野圭昭，田中栄士，他. 阪神 7 地区における誤飲・誤嚥事故の実態調査―平成 16〜18 年の各市消防局への救急要請―. 日本摂食嚥下リハビリテーション学会誌 2010；14：123-33.

5) 河原弥生，木下浩作，向山剛生，他. 目撃のある気道異物による窒息症例 50 例の検討. 日救急医会誌 2009；20：755-62.

6) 竹田　豊，越智元郎，畑中哲生，他. 気道異物に対する救急隊員並びに市民による異物除去の検討（平成 11 年度自治省消防庁委託研究報告書）.
http://plaza.umin.ac.jp/〜GHDNet/00/kajiti2.htm（2018 年 2 月 23 日閲覧）

7) Kinoshita K, Azuhata T, Kawano D, et al. Relationships between pre-hospital characteristics and outcome in victims of foreign body airway obstruction during meals. Resuscitation 2015；88：63-7.

8) Igarashi Y, Yokobori S, Yoshino Y, et al. Prehospital removal improves neurological outcomes in elderly patient with foreign body airway obstruction. Ame J Emerg Med 2017；35：1396-9.
http://www.sciencedirect.com/science/article/pii/S0735675717302814（2018 年 2 月 23 日閲覧）

9) 道脇幸博，愛甲勝哉，井上美喜子，他. 食品による窒息 107 例の生命予後因子の検討. 日摂食嚥下リハ会誌 2013；17：45-51.

10) 日本医療機能評価機構医療事故防止事業部. 医療事故情報収集等事業 第 26 回報告書. 2011：109-30.

11) 医療事故調査・支援センター. 日本医療安全調査機構の医療事故調査・支援センター事業報告（平成 28 年年報）. 2017.

12) 乾　亮介，森　清子，中島敏貴，他. 当院における誤嚥・窒息予防への取り組み. 日呼吸ケアリハ会誌 2015；25：262-6.

13) 野末真司，横山　薫，杉沢　諭，他. 精神科病棟における窒息患者の調査. 精神科 2016；28：81-8.

14) 塚谷才明，小林沙織，平岡恵子，他. 急性期病院での食事による窒息事例の検討. 日摂食嚥下リハ会誌 2017；21：99-105.

15) 道脇幸博，愛甲勝哉，井上美喜子，他. 三次救急病院に搬送された食品による窒息 107 例の要因分析と医療コスト. 老年歯学 2012；26：453-9.

III　安全対策

第3章　安全対策　2　窒息事故

CQ 2-2　窒息リスクのスクリーニングはどのように実施するか？

推奨

▶ 窒息は食物のほか気道分泌物等でも発生するため，リハビリテーション治療の実施に際しスクリーニングは必要である．スクリーニングは患者側と環境側のリスク因子等，多面的な評価を組み合わせて行うことを提案する．

● グレード ▶ **2C**　推奨の強さ ▶ **弱い推奨**　エビデンスの確実性 ▶ **弱**

■ エビデンス

わが国では窒息による死亡の9割は65歳以上の高齢者に発生し，発生頻度に明らかな性差はない[1]．

病院および施設等における嚥下障害の頻度は，国立長寿医療研究センターの報告がある．摂食・嚥下障害の臨床的重症度（Dysphagia Severity Scale：DSS）1～5に該当する嚥下障害のある者の割合は，一般病院13.6%，回復期リハビリテーション病院31.6%，医療療養型施設58.7%，介護療養型施設73.7%，老人保健施設45.3%，特別養護老人ホーム58.7%であった[2]．

オーストラリアにおける施設入所者を対象に行われた嚥下スクリーニングでは，82人中45人（55%）に中等度以上の嚥下障害があった[3]．

イギリスの国営医療サービス事業であるNHS（National Health Service）は，医療職と患者，介護サービスからのインシデントレポートを一元的に収集・分析している．NHSのNPSA（National Patient Safety Agency）の公表では，2004～2007年の間に障害のある成人の窒息関連事例が605例報告され，このうち58%が食事時間に発生し，事故発生場所は介護施設41%，入院中等58%，公共の場所1%であった[4]．

わが国では，以下の報告がある．

介護老人福祉施設に入所中の高齢者437名を対象とした調査では，窒息の危険因子としてADL低下，認知機能，嚥下障害の有無，食事動作自立の有無，臼歯部咬合の有無があった．このうち，多変量解析で独立した危険因子は，認知機能の低下，食事自立，臼歯部咬合の喪失であった[5]．

急性期病院に窒息による急性呼吸不全で入院し嚥下機能評価を行った13例の検討では，9例（69%）にむせ，嚥下困難，咳・たん増加等の嚥下障害の徴候があり，認知症は9例（69%）であった[6]．

在宅要介護高齢者308名を対象に，窒息事故の既往と関連要因についての検討では，窒息の既往があるものは36名だった（11.7%，男性12名，女性24名，平均年齢81.3±8.9歳）．単変量解析による有意なリスク因子は，ADL，認知機能，脳血管障害の既往，嚥下機能に影響する薬剤服用，食形態，食事の介助，嚥下機能，舌運動だった．ロジスティック回帰分析で，脳血管障害の既往と嚥下障害の有無が有意な危険因子であった[7]．

嚥下機能のスクリーニングには，質問紙法，反復唾液嚥下テスト（repetitive saliva swallowing test：

RSST），改訂水飲みテスト等があり，これらは誤嚥の検出に有効であることが示されている[8,9]．質問紙法は，15 項目からなる聖隷式，Belafsky らによる 10 項目からなる EAT-10 等がある[10,11]．若林らは，EAT-10 日本語版を作成し信頼性と妥当性の評価を行い，3 点以上は誤嚥の感度 0.758，特異度 0.749 であった．EAT-10 を実施できない場合，もしくは EAT-10 で 3 点以上の場合，摂食嚥下機能に問題を認める可能性が高い．質問紙法は摂食嚥下障害の認識がない患者や認知症や失語症では実施困難で，軽症例の検出に限界がある[12]．

オーストラリア・ビクトリア州の公的精神保健サービスに登録された死亡症例の調査では，窒息による死亡率は精神疾患で一般市民より高く相対リスクは統合失調症で 23.0 倍，器質性精神障害は 30.8 倍（95% 信頼区間 14.8-64.1）だった．人口 10 万人あたりの年間死亡数は，全人口（3,500,692 人）0.3，統合失調症（25,202 人）5.7，器質性精神障害（14,600 人）7.8 であった[13]．

解説

嚥下障害に関連するリスクとして窒息と誤嚥がある．リハビリテーション治療における嚥下訓練は，前提として誤嚥のリスクがある場合に適応となり，誤嚥にひきつづく窒息を抑止するために訓練を実施することが想定される．

安全管理上，可能な範囲で医療機関ごとに窒息対策を講じることは求められる．しかし，転倒対策のように窒息リスクを予測するスクリーニングとして精度が検証された方法はなく，スクリーニングはその効果が明らかでないことも理解して対応する．

窒息事故での法的争点は，以下の 4 点に分けられる．

①窒息・誤嚥の予見可能性の有無
②食事形態の適切さ
③食事時の監視体制
④事故発生後に速やかな対応がとられていたかどうか

窒息の多くは食物等の誤嚥により発生しており，誤嚥と窒息は関係が深い．誤嚥は嚥下機能低下に関連するため，嚥下機能の評価はスクリーニングの一部となり得る．

訓練された専門職がベッドサイドで嚥下機能を評価する方法として 24 項目からなる MASA（The Mann Assessment of Swallowing Ability）がある．意識，協力や理解力のほか口腔機能，咳嗽，呼吸機能等の包括的評価項目が含まれ，200 点満点の点数と誤嚥と嚥下障害にかかわる順序尺度（確実，可能性が高い，あるかもしれない，なさそう）が得られる[14]．

高齢者の増加に伴い，認知症および嚥下障害の増加に加え，食品以外での窒息事故の増加も想定される．認知症疾患診療ガイドライン 2017 によれば，わが国における認知症の人の人数は，2012（平成 24）年で 462 万人，65 歳以上の 7 人に 1 人と推計され，軽度認知症（Mild Cognitive Impairment）の約 400 万人とあわせ 65 歳以上の約 4 人に 1 人が認知症およびその予備軍である．2025 年には，認知症の人は約 700 万人前後，国民の 5 人に 1 人が高齢者となる見込みである[15]．

統合失調症や双極性感情障害の約 3 割に嚥下障害があり，精神科医療事故の 33.1% は不慮の事故によるもので，窒息誤嚥によるものが含まれる[16]．

窒息発生時には，咳嗽による気道の異物除去が最初に行われる方法で気道浄化に十分な呼気流速が必要である．『神経筋疾患・脊髄損傷の呼吸リハビリテーションガイドライン』には Bach らの報

告により，気道内の異物除去に必要な咳嗽力の評価には咳の最大流速（PCF：Peak Cough Flow または CPF：Cough Peak Flow）が指標になるとされる．PCF は，ピークフローメーターにより計測可能で，通常の咳嗽では 360～960 L/分，PCF が 270 L/分未満では気道分泌物が多い場合は喀出困難となり，160 L/分では咳が有効でない可能性が高いとされる[17,18]．

　本ガイドライン初版では，喀痰量の増加がある場合は注意が必要で，SpO_2 90% 以下では積極的なリハビリテーション治療を実施しないよう示されていた[19]．安静時酸素飽和度（SpO_2）90% は酸素分圧 PaO_2 60 Torr に相当するが，パルスオキシメーターの数値は，機器の異常，末梢循環障害，不整脈，動脈血 pH，機器の不具合，体動等により影響を受けるため注意が必要である[20]．

❖文献

1) 厚生労働省．平成 21 年度「不慮の事故死亡統計」の概況
http://www.mhlw.go.jp/toukei/saikin/hw/jinkou/tokusyu/furyo10/index.html）（2018 年 2 月 23 日閲覧）

2) 才藤栄一．独立行政法人国立長寿医療研究センター　平成 23 年度老人保健事業推進費等補助金老人保健健康増進等事業摂食嚥下障害に係る調査研究事業報告書．国立長寿医療研究センター，2012.

3) Shanley C, O'Loughlin G. Dysphagia among nursing home residents：an assessment and management protocol. J Gerontol Nurs 2000；26：35-48.

4) NHS England National Patient Safety Agency. Ensuring safer practice for adults with learning disabilities who have dysphagia. 2007.
http://www.nrls.npsa.nhs.uk/resources/?entryid45=59823（2018 年 2 月 23 日閲覧）

5) 向井美惠．平成 20 年度　厚生労働科学特別研究事業：食品による窒息事故の要因分析—ヒト側の要因と食品のリスク度—に関する研究結果について．
http://www.mhlw.go.jp/stf/seisakunitsuite/bunya/kenkou_iryou/shokuhin/kenkoukiki/chissoku/index.html（2018 年 2 月 23 日閲覧）

6) 徳田佳生，木佐俊郎，永田智子，他．窒息，誤嚥性肺炎および嚥下障害徴候症例における摂食・嚥下能力の比較検討．日摂食嚥下リハ会誌 2005；9：159-65.

7) 須田牧夫，菊谷　武，田村文誉，他．在宅要介護高齢者の窒息事故と関連要因に関する研究．老年歯科医学 2008；23：3-11.

8) 小口和代，才藤栄一，馬場　尊，他．機能的嚥下障害スクリーニングテスト「反復唾液嚥下テスト」（the Repetitive Saliva Swallowing Test：RSST）の検討（2）妥当性の検討．リハビリテーション医学 2000；37：383-8.

9) 才藤栄一．平成 13 年度厚生科学研究補助金（長寿科学研究事業）「摂食・嚥下障害の治療・対応に関する総合的研究」総括研究報告書．2002；1-17.

10) 大熊るり，藤島一郎，小島小枝子，他．摂食・嚥下障害スクリーニングのための質問紙の開発．日摂食嚥下リハ会誌 2002；6：3-8.

11) Belafsky PC, Mouadeb DA, Rees CJ, et al. Validity and rehabilitee of the Eating Assessment Tool（EAT-10）. Ann Otol Rhinol Laryngol 2008；117：919-24.

12) 若林秀隆，栢下　淳．摂食嚥下障害スクリーニング質問紙票 EAT-10 の日本語版作成と信頼性・妥当性の検証．静脈経腸栄養 2014；29：871-6.

13) D. Ruschene. Choking death：the role of antipsychotic medication. Br J Psychiatry 2003；183：446-50.

14) Gieselle Mann. 藤島一郎，他（訳），MASA 日本語版 嚥下障害アセスメント．医歯薬出版，2014.

15) 認知症疾患診療ガイドライン作成委員会（編）．認知症疾患診療ガイドライン 2017，医学書院，2017.

16) 石井一彦．精神科病院における医療事故（第 2 報）．日精病協誌 2007；26：436-42.

17) Bach JR, Saporito LR. Criteria for extubation and tracheostomy tube removal for patients with ventilator failure. A deiffetrent approach to seaning. Chest 1996；110：1566-71.

18) Bach JR, Ishikawa U, Kim H. Prevention of pulmonary morbidity for Patients with Duchenne muscular dystrophy. Chest 1997；112：1024-8.

19) 日本リハビリテーション医学会診療ガイドライン委員会．リハビリテーション医療における安全管理・推進のためのガイドライン．医歯薬出版，2006.

20) 日本呼吸器学会 肺生理専門医委員会「呼吸機能検査ガイドラインⅡ」作成委員会．呼吸機能検査ガイドラインⅡ—血液ガス，パルスオキシメーター—．日本呼吸器学会，2006.

2　窒息事故

第3章　安全対策　2　窒息事故

cq 2-3　窒息対策にはどのような方法があるか？

推奨

▶ 食物の誤嚥による窒息事故を予防するには，患者の嚥下機能に適した形態の食事が提供されるシステムの整備，摂食時の見守り，事故発生時の緊急対応を行うことを提案する.

●グレード▶ **2C**　推奨の強さ▶**弱い推奨**　エビデンスの確実性▶**弱**

▶ 異食による窒息予防には，認知機能と精神機能に関連したリスク評価と療養環境の整備を行うことを提案する.

●グレード▶ **2C**　推奨の強さ▶**弱い推奨**　エビデンスの確実性▶**弱**

エビデンス

東京消防庁管内で平成23年～27年までの5年間に救急搬送された65歳以上の高齢者の事故273,982人で，このうち窒息7,782人（2.8%），転倒は221,355人（80.9%），転落29,988人（10.9%）だった. 入院を必要とした中等症以上の者は窒息53.8%，転倒39.9%，転落44.6%だった. 窒息の原因は，包み・袋95人，もち88人，肉83人，パン77人，薬剤等74人，おかゆ類74人，寿司73人，御飯65人，野菜・果物63人，惣菜61人だった[1].

向井らは，介護老人福祉施設に入所中の高齢者437名を対象に調査を行った. 窒息の既往があるものは51名（男性10名，女性41名，平均年齢85.6±7.1歳），うち死亡は2例だった. 窒息時の対応は，施設で行われたものが47%，病院受診および入院が25%，対応不明27%だった. 介護老人福祉施設における窒息事故では約半数が施設職員により対応されていた[2].

日本医療機能評価機構の医療安全情報（2016. No117）には，他施設から転院した高齢患者の食種情報の確認不足のため発生した窒息事例が3件報告されている. いずれも転院時の食種情報が未確認あるいは遅延し，常食が指示されていた. 再発防止のために他施設からの診療情報提供書や看護サマリを確認し，患者に適した食種を選択する取り組みが行われていた[3].

解説

1. 栄養管理と見守り体制

（公）日本医療機能評価機構の評価項目によれば，病院における適切な栄養管理とは，栄養基準が確立され，患者の栄養状態，摂食嚥下機能に適した食事が医学的根拠に基づいて提供されることである. 高齢者や障害のある患者では，摂食・嚥下機能が評価され患者の希望と嚥下機能に即した形態の食事が提供できるよう，栄養基準に形態の要素を取り入れることも求められている[4].

病院における食事・栄養提供サービスの業務過程は，薬剤にかかわる業務過程と同様に，多部門の多職種が関与する. 医師，看護師，管理栄養士らは患者の病態把握，入院前の食事にかかわる情報収集，栄養アセスメントを行い，医師から食事指示が出される. 栄養部門の管理栄養士は，食事指示を受け調理師らにより調理が行われる. 病院食は，病棟へ配食され，看護師や看護助手らによ

III　安全対策

り配膳が行われ，患者が摂食する[5].

　　窒息事故の予防のためには，多部署・他部門にわたる食事提供の一連の過程で，窒息しやすい食品を回避し患者の咀嚼嚥下能力に即した適切な食事が指示され，調理され安定的に提供される体制，環境要因としてリスクのある患者を見守る体制の整備が考慮される[4,5]．しかし現実的には医療機関の体制や職員数は制限があり，摂食時間帯の見守り体制には限界がある．

2. 情報連携

　　本ガイドライン初版では，摂食の開始基準として意識レベル JCS 1 桁以上，重篤な心肺合併症や消化器合併症がない，全身状態が安定している，嚥下反射が起きる，咳ができる，著しい舌運動・喉頭運動の低下がない，食べたいという意欲がある，退院後に安全に摂食できる環境があることとされていた[6].

　　嚥下障害に対するリハビリテーション治療は多職種が関与し，言語聴覚士による摂食嚥下訓練，理学療法士によるシーティングや座位訓練，作業療法士による ADL 訓練，看護師，歯科衛生士による摂食機能療法のほか，看護助手，家族等により摂食介助が行われる場合も想定される．

　　医師の指示を受けた言語聴覚士が摂食嚥下機能評価をもとに，看護師へ摂食介助の方法を伝達・依頼することがある．医療チームで，患者の状態と介助方法を含め情報共有し，病態悪化や侵襲的治療，薬剤の変更等に伴い患者の嚥下機能が変動した場合には，経過に即し食事形態の調整が可能となる連携体制が望ましい．医師は嚥下訓練を担当する療法士や看護師と連絡をとり，訓練内容の変更を指示する際には患者の状態に加え，医療職の体制と業務量を考慮して判断する．

　　家族等が持ち込んだ食品あるいは他患者に提供されていた食品による誤嚥の医療事故報告がある[4]．誤嚥の危険性が想定される高齢者や嚥下機能低下が疑われる患者には，家族への説明と伝達・同意，協力も必要で，訓練室や病棟以外の緊急対応が困難な場所での喫食は行わないよう指導を考慮する．患者の嚥下機能に適合しない形態の食品を持ち込む際には，職員へ伝えることを説明し，医師の許可を確認し摂食場面での見守りを行う．

　　イギリス NHS のベストプラクティスには，嚥下障害にかかわるすべての医療職と介護者が窒息インシデントに対応する知識をもつべきことが提案されている[7]．嚥下訓練を担当する療法士は，吸引にかかわる知識と手技のほか窒息発生時の一次救命対応を習得し，緊急システムとの連絡方法を理解しておくことが望ましい．

3. 地域連携

　　情報共有と連携，患者安全のためには共通の用語と尺度，標準化が必要である．嚥下機能に適した食事形態の分類として，わが国では，『日本摂食・嚥下リハビリテーション学会嚥下調整食分類2013』によるコード分類（5 段階），金谷の嚥下食ピラミッド（L0〜L4），厚生労働省医薬食品局による特別用途食品のえん下困難者用食品許可基準Ⅰ〜Ⅲ，日本介護食品協議会が制定した規格であるユニバーサルデザインフード UDF（区分 1〜4）等がある[8,9]．これらは，疾患・病態と嗜好に適した対応が国内の多施設，在宅等でできるよう分類されている．食事に関連する施設間連携にはこれらの分類，共通コードの利用も考慮する．

4. 異食

　　わが国では，精神科病院でのプラスチック手袋，紙おむつ誤飲による窒息死の報告がある[10,11]．イギリス NHS からは，病院で尿瓶用の高分子吸収ポリマーを誤飲し窒息死した事例，増粘剤を服用し窒息死した事例の注意喚起がある．イギリスの National Reporting and Learning System（NRLS）には，死に至らなかったものの高分子吸収ポリマーを服用した事例が 6 年間に 15 例報告されてい

た[12-14]．

東京消防庁の報告では，市中での窒息事故の原因は，包み・袋，もち，米飯，パン等で発生し，医療機関ネットワークのデータでは包装シート，義歯等が報告されている[1,4]．消費者庁には，65歳以上の高齢者の誤飲・誤食事故情報が165件寄せられている[15]．

精神疾患や認知機能低下がある場合，窒息リスクが想定されるものは安全に保管し療養環境に配置しないよう注意が必要である．

❖文献

1）東京消防庁．救急搬送データから見る高齢者の事故．
http://www.tfd.metro.tokyo.jp/lfe/topics/201509/kkhansoudeta.html（2018年2月23日閲覧）
2）向井美惠．平成20年度　厚生労働科学特別研究事業：食品による窒息事故の要因分析—ヒト側の要因と食品のリスク度—に関する研究結果について．
http://www.mhlw.go.jp/stf/seisakunitsuite/bunya/kenkou_iryou/shokuhin/kenkoukiki/chissoku/index.html（2018年2月23日閲覧）
3）日本医療機能評価機構．医療事故情報収集等事業　医療安全情報No117．他施設からの食種情報の確認不足．
http://www.med-safe.jp/pdf/med-safe_117.pdf（2018年2月26日閲覧）
4）日本医療機能評価機構．医療事故情報収集等事業 第26回報告書（2011年4〜6月）Ⅲ医療事故情報等分析作業の現況【2】食事に関連した医療事故．2011：109-129.
http://www.med-safe.jp/pdf/report_2011_2_T002.pdf（2018年2月26日閲覧）
5）嶋森好子（編）．医療安全対策ガイドライン−ヒヤリハットや事故事例の分析による．じほう，2010.
6）日本リハビリテーション医学会診療ガイドライン委員会．リハビリテーション医療における安全管理・推進のためのガイドライン．医歯薬出版，2006.
7）NHS. Problems swallowing?　Best practice.
http://www.nrls.npsa.nhs.uk/resources/patient-safety-topics/environment/（2018年2月23日閲覧）
8）日本摂食・嚥下リハビリテーション学会医療検討委員会．日本摂食・嚥下リハビリテーション学会嚥下調整食分類2013．日摂食嚥下リハ会誌2013；17：255-67.
9）Cichero JA, Steele C, Duivestein J, et al. The Need for International Terminology and Definitions for Texture-Modified Foods and Thickened Liquids Used in Dysphagia Management：Foundations of a Global Initiative. Curr Phys Med Rehabil Rep 2013；1：280-91.
10）水野勇司，西郷謙二郎，舎川康彦，他．異食により重篤な合併症を来した重症心身障害者の2例．日本重症心身障害学会誌2005；30：295-8.
11）高野尚治，田口　治，西村直久，他．特別養護老人ホームでの尿吸収シート誤嚥による窒息事故症例．埼玉県医学会雑誌2012；46：383-6.
12）NHS. Patient Safety Alert；Risk of death from asphyxiation by accidental ingestion of fluid/food thickening powder. 2015.
https://improvement.nhs.uk/uploads/documents/psa-thickening-agents.pdf（2018年2月23日閲覧）
13）NHS. Patient Safety Alert；Risk of death and severe harm from ingestion of superabsorbent polymer gel granules. 2017.
https://improvement.nhs.uk/uploads/documents/Patient_Safety_Alert_-_polymer_gel_granules_FINAL_v4.pdf（2018年2月23日閲覧）
14）NPSA. http://www.npsa.nhs.uk/（2018年2月23日閲覧）
15）消費者庁．News Release．高齢者の誤飲・誤食事故に御注意ください！2015.
http://www.caa.go.jp/safety/pdf/150916kouhyou_1.pdf（2018年2月23日閲覧）

III 安全対策

第3章 安全対策 2 窒息事故

CQ 2-4 訓練中に窒息が生じた場合はどのようにするか？

推奨

▶窒息を生じた場合は，早期に徴候を認識して異物除去を行い，患者の反応がなくなった場合は心肺蘇生法を開始し，緊急システムへ連絡することを推奨する．

●グレード▶ 1C 推奨の強さ▶ 強い推奨 エビデンスの確実性▶ 弱

エビデンス

窒息を生じた場合，まず窒息に気づくことが重要で可及的早期に適切な対応をとることが良好な転帰につながる[1-3].

日本の96消防本部を対象とした調査では，市民により異物除去が実施された場合の生存率は76.3%，異物除去が未実施だった場合の生存率は50.9%であった[4].

わが国の三次救急病院に搬送された目撃のある気道異物による窒息50例についての後方視的調査では，生存退院にかかわる有意な因子は救急通報から病院到着までの時間のみであった[5].

同じく単一施設での後方視的調査では，食物による窒息により三次救急病院へ搬送された138例のうち重度の窒息に至ったのは69例で，このうち35例（25.4%）に胸骨圧迫が行われ，バイスタンダーによる胸骨圧迫が神経学的予後を改善する因子だったと報告している（オッズ比，10.57；95%信頼区間，2.472-65.159）[6].

別の単一施設での後方視的調査では，市中で発生し三次救急病院へ搬送された窒息事例155例のうち神経学的後遺障害例は114例で，このうち86例が死亡していた．この調査では，患者の退院時の神経機能予後は目撃者がいる場合，いない場合に比べ有意に良好で（68.8% vs. 44.7%，$p = 0.0154$），バイスタンダーによる異物除去例は病院搬送後の除去例より予後良好であった（73.7% vs. 9.6%，$p < 0.0001$）．気道異物による窒息発生現場で，目撃者等が異物除去を行うことが神経学的予後に関連したと報告している[7].

わが国の市中で発生し救急搬送された窒息による死亡率は，18〜60%と報告と報告されている[4,5,7-9].

病院内で発生した事故についての調査報告では，国内の精神科病棟で発生した窒息39例のうち医療事故レベル3b以上で患者に濃厚な処置や治療を必要とした場合や永続的な障害や後遺症が生じたものは11名で，このうちレベル5（死亡）は3例であった[10].

解説

1. 窒息時の対応

American Heart Association（AHA）心肺蘇生と救急心血管治療のためのガイドラインアップデート2015，日本蘇生協議会 JRC 蘇生ガイドラインには，異物による気道閉塞の解除は緊急性が高く初期

治療の重要性が述べられている[1,2].

　窒息事故は致死率が高く極めて緊急性が高いため，リハビリテーション治療中に重度の窒息が発生した場合には，速やかに異物除去をこころみて，患者の反応がなくなった場合は一次救命処置（BLS）を行い院内緊急コールと連動する．異物による気道閉塞解除のBLSでは，脈拍触知は行わず胸骨圧迫から始まる心肺蘇生法（Cardiopulmonary resuscitation：CPR）を開始する．

　軽度の気道狭窄では換気良好で力強い咳ができ，咳の合間に喘鳴を伴う．重度の気道閉塞の徴候は，一般的に親指と人差し指でのどをつかむ仕草（Choke sign）をとることが知られるが，リハビリテーション治療を行っている患者の中には運動障害等のため典型的なChoke signをとらない場合も想定され注意が必要である．

　窒息では咳嗽等で気道異物が解除できない場合，反応がなくなるまで用手的異物除去として成人には腹部突き上げ法（Heimlich法），妊婦，肥満者には胸部突き上げ法，乳児は背部叩打法を行う[1-3].

　窒息をきたした患者が呼びかけに応答でき意識がある場合は，咳嗽の反復を促しその場を離れず周囲へ応援を要請する．軽度の気道閉塞の徴候である喘鳴等の症状が持続する場合および重度の気道閉塞の徴候である新たな喘鳴や呼吸音の異常，発声および咳嗽困難，呼吸困難の増強やチアノーゼを認めれば，速やかに応援者を要請すると同時に院内緊急コールへ通報する[1-3].患者の反応がなくなった場合は，直ちに胸骨圧迫にはじまるCPRを開始する．CPRは1人で続けずに周囲の応援者を呼ぶ．意識のない窒息者では，口腔内に視認できる固形物を指でつまみだしてよいとされるが，一次救命処置（BLS：Basic Life Support）を継続する．患者の救命を優先すると同時に，医療職の感染対策に留意する[1-3,11-15].

　わが国では，2010年厚生労働省令により訓練中の療法士による吸引処置が，訓練を安全かつ適切に実施するために実施することができる行為として認められている．療法士の吸引処置の実施に際しては，教育・研修を行うとともに医師の指示の下で他職種と適切な連携を図り安全に実施するよう留意が必要である[16].

　厚生労働省は，医療機関における安全対策の推進とインシデント事例分析および改善方策の策定等による医療安全対策を推進し，事故情報収集事業は2005年から公益財団法人　日本医療機能評価機構・医療事故防止事業部による医療事故情報収集等事業の事例データベースとして稼働しているが，2017年12月31日現在の参加施設は1,457である[17].窒息事故の事例集積とデータ分析に基づく対策は今後の課題である．

2. 救急対応システムとの連携と事後評価

　窒息に遭遇した場合は速やかな対応が求められる．窒息事故は，摂食・嚥下訓練時や訓練中の嘔吐に伴い病室や訓練室以外でも発生し得るため，訓練を実施する場所ごとに緊急対応手順と院内救急システムとの連絡体制を整備する．リハビリテーション治療にかかわる職員は，BLSと二次救命処置（ACLS）の流れを知り，事故発生現場で適切な行動がとれることが望ましい[3].窒息解除後は，患者の評価を行い経口摂取再開等について検討する．Heimlich法は，合併症として胃破裂，肋骨骨折，縦隔気腫等，重篤な外傷の危険性があるため，必要に応じて状態観察や精査を行う[1-3,10-14].

3. 事後対応

　窒息事故発生後は速やかに上司および医師への報告と所属施設指定のインシデントレポート等により医療安全部門の管理者へ報告する．WHOのドラフトガイドラインには，報告システムは患者安全向上につながるものとして，転帰が良好な軽度事例を含め報告システムによる事例を集積し，発生状況を組織内で共有して事故の要因分析を行い継続可能な対策を講じ再発防止につなげる体制が

推奨される[18,19].

❖文献

1) American Heart Association. BLS（Basic Life support）Provider Manual 2016；71-6.
2) Mary Fran Hazinski, Andrew H. Travers, Sandre K. Eustice, et al. 2015 American Heart Association Guidelines Update for Cardiopulmonary Resuscitation and Emergency Cardiovascular Care. Supplement to Circulation 2015；132 Suppl 2：478-515.
3) 日本蘇生協議会，日本救急医療財団（監）. JRC 蘇生ガイドライン 2015. 医学書院，2016.
4) 竹田　豊，越智元郎，畑中哲生，他. 気道異物に対する救急隊員並びに市民による異物除去の検討（平成 11 年度自治省消防庁委託研究報告書）http://plaza.umin.ac.jp/～GHDNet/00/kajiti2.htm（2018 年 2 月 23 日閲覧）
5) 河原弥生，木下浩作，向山剛生，他. 目撃のある気道異物による窒息症例 50 例の検討. 日救急医会誌 2009；20：755-62.
6) Kinoshita K, Azuhata T, Kawano D, et al. Relationships between pre-hospital characteristics and outcome in victims of foreign body airway obstruction during meals. Resuscitation 2015；88：63-7.
7) Igarashi Y, Yokobori S, Yoshino Y, et al. Prehospital removal improves neurological outcomes in elderly patient with foreign body airway obstruction. Am J Emerg Med 2017；35：1396-9.
8) 道脇幸博，愛甲勝哉，井上美喜子，他. 食品による窒息 107 例の生命予後因子の検討. 日摂食嚥下リハ会誌 2013；17：45-51.
9) 芦田貴司，小野圭昭，田中栄士，他. 阪神 7 地区における誤飲・誤嚥事故の実態調査―平成 16～18 年の各市消防局への救急要請―. 日摂食嚥下リハ会誌 2010；14：123-33.
10) 野末真司，横山　薫，杉沢　諭，他. 精神科病棟における窒息患者の調査. 精神科 2016；28：81-8.
11) Nowitz A, Lewer BM, Galletly DC. An interesting complication of the Heimlich manoeuvre. Resuscitation 1998；39：129-31.
12) Majumdar A, Sedman PC. Gastric rupture secondary to successful Heimlich manoeuvre. Postgrad Med J 1998；74：609-10.
13) Bintz M, Cogbill TH. Gastric rupture after the Heimlich maneuver. J Trauma 1996；40：159-60.
14) Anderson S, Buggy D. Prolonged pharyngeal obstruction after the Heimlich manoeuvre. Anaesthesia 1999；54：308-9.
15) Fink JA, Klein RL. Complications of the Heimlich maneuver. J Pediatr Surg 1989；24：486-7.
16) 厚生労働省医政局. 医療スタッフの協働・連携によるチーム 医療の推進について. 厚生労働省医政発 0430 第 1 号. 2010；3-5.
17) 日本医療機能評価機構. 医療事故情報収集等事業 参加登録医療機関一覧. http://www.med-safe.jp/contents/register/index.html（2018 年 2 月 23 日閲覧）
18) 東京医科大学医学教育学・医療安全管理学（訳）. WHO 患者安全カリキュラムガイド 多職種版. 東京医科大学，2012.
19) 日本救急医学会，中島和江（監訳）. 患者安全のための世界同盟　有害事象の報告・学習システムのための WHO ドラフトガイドライン. へるす出版，2011.

第3章　安全対策　3　チューブ抜去

CQ 3-1　チューブを使用している患者に対する安全対策はなぜ必要か？

推奨

▶ 患者の移動やリハビリテーション治療の実施に関連したチューブの事故抜去，接続のはずれ，経管栄養の気管内注入等の問題を生じる危険性があるため，対策を行うことを推奨する．

●グレード▶ **1C**　推奨の強さ▶**強い推奨**　エビデンスの確実性▶**弱**

CQ 3-2　チューブに関連した安全対策はどのようにするか？

推奨

▶ チューブに関連した事故は，気管チューブ等，生命維持に直結するものもあり，移動等の際の手順や，チューブの種類に応じた基本的な対応手順等，場面と条件に応じた対策を行うことを推奨する．

●グレード▶ **1C**　推奨の強さ▶**強い推奨**　エビデンスの確実性▶**弱**

エビデンス

　チューブに関連した事故は，医療事故全体のなかでも上位に位置する[1,2]．日本医療評価機構の事例検索[3]で，リハビリテーションに関連した用語をキーワードとして検索すると 57 例の報告があり，うち死亡例は 6 例で，胃瘻造設後腹膜炎，膀胱留置カテーテル交換時の尿道出血，点滴ライン接続部からの逆血，気管切開カニューレ脱落・皮下縦隔気腫，気切カニューレ交換困難，排痰ケア不充分で呼吸状態悪化，であった．チューブの種類は，気管カニューレ・チューブが 23 例で最も多く，以下，栄養チューブ，尿道カテーテル，硬膜外カテーテル，中心静脈ライン，末梢静脈ライン，胃瘻，血液浄化用カテーテル・回路，胸腔ドレーン，皮下持続吸引ドレーンとなっていた．リハビリテーション治療の実施に直接関連していると考えられるものは 17 例あり，体位変換・移乗の動作による例が多かった．

　ICU における気管チューブの事故抜去についての症例対照研究では，事故抜去が起きるリスクとして，年齢が若いこと，より軽症であること，意識レベルがより高いこと（そのため，身体拘束が必要になっていること）があげられている[4]．

　気管チューブの自己抜去のリスクファクターについてのシステマティックレビューでは，気管チューブの自己抜去のリスクファクターとして，BUN 異常，不穏・興奮，ウィーニング中，院内感染症があげられている[5]．

III 安全対策

解説

1. チューブに関連した問題・事故の概要

治療中の患者に使用される様々なチューブは，体内外の物質交換機能を補うために使用されているものであり，ここでは，チューブの抜去に際して，計画されていない抜去を事故抜去とし，事故抜去のうち患者自らが行ったものを自己抜去とする．チューブに関連した事故は，体位変換時の気管カニューレ抜去[6)]，輸液ラインでの空気塞栓[7,8)]，気管への経管栄養剤誤注入[9)]等の問題が起きている．

中心静脈カテーテルについては，接続部の開放やはずれ，抜去により空気塞栓症を起こす可能性があり，安全情報が出されている[7,8)]．この際には，出血がみられなくても，すでに空気塞栓を発症している可能性があり，呼吸循環状態の変化への注意等の対応が必要となる．また，移動や体位変換に関連するチューブ類の抜去について安全情報が出されており[6,10)]，注意を要する．

人工呼吸器を使用中の患者に除外基準を設定しないで早期離床を行った観察研究で，事故抜去を含む悪影響はみられなかったとする研究[11)]，人工呼吸器使用中の患者に対する早期離床のリハビリテーション治療における 8,942 セッションに対して，胃瘻の抜去が 7 件，輸液ラインの抜去が 3 件，気管チューブの事故抜去は 1 件であったとする研究[12)]，ICU における重症患者の早期離床では 1,449 のセッションでチューブに関連した事故は経鼻胃管の抜去 1 件であったとする研究がある[13)]．

2. チューブに関連した問題・事故の防止対策

チューブトラブルの事故防止対策に関して，本ガイドライン初版では，リハビリテーション開始時および終了時のルートの確認，気管内チューブ挿入中の固定の確認をあげていた．日本医療機能評価機構の指針[14)]では，本人・家族にチューブ・カテーテル挿入の必要性・自己（事故）抜去の可能性・予防策としての鎮静・身体拘束の可能性を説明すること，自己（事故）抜去の危険性に関して患者の状態を評価すること，自己（事故）抜去を防ぐためにチューブ固定法を工夫すること，自己（事故）抜去後の環境整備，研修体制を充実させることの 4 点が対策としてあげられている．トラブルの予防のためには，医療者のみの配慮には限界があること，患者・家族へ周知，教育を行うこと，リスクのある患者では身体拘束（抑制）までも考慮した方法がとられるべきということもあげられている[1)]．

対策としては，移動前に患者に装着されているチューブ等の位置や固定状態を確認，引き抜き張力が移動により起きないように把持対応を行う[15)]，活動度や行動範囲に応じた長さの設定[15)]，適切なチューブの使用適応の判断，安全に配慮されているものを選定[16)]，使用説明書の確認，チューブの特性に応じた抜去時の対策・研修等を含むマネジメント，をすること等があげられる．リハビリテーション医療を担当する医師はこのような課題について，医療安全情報や関連するガイドラインの収集，リハビリテーション専門職への教育等を含めた安全対策の向上に努める必要がある．

3. 気管チューブ

気管チューブ・カニューレの事故抜去[17,18)]は，生命の維持に直結しており，医療の質の指標でもある[19,20)]．気管チューブの事故抜去に対する介入により事故抜去の件数が年余にわたって低下したとの報告があり[21)]，対策を行うことが勧められる．

また，気管切開カニューレにスピーチバルブを使用する際に誤接続による死亡事故があり，厚生労働省から通知が発出されている[22)]．気管切開チューブより口側に上気道が解放されていない状態でスピーチバルブを使用すると気道閉塞を起こす．チューブに窓がないカフ付きの気管切開チュー

ブにスピーチバルブを使用すると気道閉塞を起こすことから，誤接続の防止対策がとられた商品があるが，対策がとられていないものもあり注意が必要である[16]．また，声門等が閉塞している際にスピーチバルブを使用しても気道閉塞を起こすことから，使用している気管切開チューブ・スピーチバルブの構造を確認し，上気道の閉塞がないことや意識状態を確認して使用することが必要である．

4. 経鼻栄養チューブ

経鼻栄養チューブについては挿入時と抜けかけた際の注入について注意喚起がされている[23]．経鼻栄養チューブが胃内に挿入されていることを確認する際，気泡音の聴取のみでは信頼できる方法ではないとされ[9]，pH 試験紙により吸引による胃内容物の pH が 1〜5.5 の安全域にあることを確認することが推奨されている[24,25]．胃内容物が得られない際や，pH 試験紙での結果が得られない際に，X 線により，経鼻胃管の走行経路と先端の位置確認を行う[9,25]．気管への迷入が疑われた場合には直ちに経鼻栄養チューブを抜去する[24,25]．また，胃食道逆流による誤嚥を防ぐために，注入後 30 分は仰臥位にしないこと[24]があげられており，経管栄養の実施時間を考慮することが必要である．

5. 抗がん剤等の薬剤による影響

治療に用いられるが健康被害を起こす危険性をもつ薬剤はハザードドラッグ（Hazardous Drug：HD）といわれる．意図せず抗がん剤に曝露した場合等に健康障害を発症するおそれがあるため，必要な曝露防止対策を実施する必要があるとし，対処方法を策定し関係者へ周知徹底すること等が厚生労働省から通達されている[26]．HD の曝露による体内への吸収は，皮膚からの吸収，気道からの吸入，経口での摂取が主要な吸収経路となり得ることから，日常の様々な患者へのケア等で曝露の機会があり，かつ曝露に気がつきにくく，被曝をモニタリングする方法も確立していないことから，HD の取り扱いにかかわるすべての職員は各自の業務内容に応じて必要な曝露防止教育を受ける等の取り組みの必要性が指摘されている[27]．

また，投与中の薬剤が血管外に漏出することによる組織の損傷が起きる問題があり，組織影響の特性から，壊死起因性，炎症性，非壊死性に分類されている[28]．各施設の化学療法の実施マニュアルや基準等の安全事項を確認し，事故抜去時等の際の対応が行えるように環境を整備しておく必要がある．

❖文献

1) 林　泰広，中野由美子．チューブ関連インシデント・アクシデントの頻度と予防．日内会誌 2012；101：3404-12.

2) 本間　覚．インシデント・アクシデントの重要性．日内会誌 2012；101：3368-78.

3) 日本医療機能評価機構．医療事故情報収集等事業　事例検索（2010 年 1 月 1 日以降の報告事例）．http://www.med-safe.jp/mpsearch/SearchReportResult. action（2017 年 1 月 31 日閲覧）

4) Chuang ML, Lee CY, Chen YF, et al. Revisiting Unplanned Endotracheal Extubation and Disease Severity in Intensive Care Units. PLOS ONE 2015；10：e0139864.

5) 藤田　茂，城川美佳，瀬戸加奈子，他．気管チューブの自己抜去のリスクファクターに関する文献研究．医療マネジメント会誌 2010；11：93-9.

6) 日本医療機能評価機構．体位変換時の気管・気管切開チューブの偶発的な抜去．医療事故情報収集等事業　医療安全情報 No. 54，医療事故防止事業部，2011.
http://www.med-safe.jp/pdf/med-safe_54.pdf（2017 年 11 月 4 日閲覧）

7) 日本医療機能評価機構．中心静脈ラインの開放による空気塞栓症．医療事故情報収集等事業　医療安全情報 No. 130，医療事故防止事業部，2017．http://www.med-safe.jp/pdf/med-safe_130.pdf（2017 年 11 月 4 日閲覧）

8) 日本医療機能評価機構．中心静脈カテーテル抜去後の空気塞栓症．医療事故情報収集等事業　医療安全情報 No. 113，医療事故防止事業部，2016．http://www.med-safe.jp/pdf/med-safe_113.pdf（2017 年 11 月 4 日閲覧）

9) 日本医療機能評価機構．経鼻栄養チューブの誤挿入．医療事故情報収集等事業　医療安全情報 No. 121，医療事故防止事業部，2016．http://www.med-safe.jp/pdf/med-safe_121.pdf（2017 年 11 月 4 日閲覧）

III 安全対策

10) 日本医療機能評価機構. 移動時のドレーン・チューブ類の偶発的な抜去. 医療事故情報収集等事業 医療安全情報 No. 85, 医療事故防止事業部, 2013. http://www.med-safe.jp/pdf/med-safe_85.pdf（2017 年 11 月 4 日閲覧）

11) Garzon-Serrano J, Ryan C, Waak K, et al. Early mobilization in critically ill patients：patients' mobilization level depends on health care provider's profession. PM R 2011；3：307-13.

12) Schmidt UH, Knecht L, MacIntyre NR. Should Early Mobilization Be Routine in Mechanically Ventilated Patients? Respiratory Care 2016；61：867-75.

13) Bailey P, Thomsen GE, Spuhler VJ, et al. Early activity is feasible and safe in respiratory failure patients. Crit Care Med 2007；35：139-45.

14) 日本医療機能評価機構. 提言：チューブ類挿入患者の自己（事故）抜去の防止対策. 認定病院患者安全推進協議会処置・チューブトラブル部会, 2007. https://www.psp-jq.jcqhc.or.jp/post/proposal/714 https://www.psp-jq.jcqhc.or.jp/download/648?wpdmdl=648（2017 年 11 月 4 日閲覧）

15) 医薬品医療機器総合機構. チューブやラインの抜去事例について. 医薬品医療機器総合機構 PMDA 医療安全情報 No. 36, 2013. https://www.pmda.go.jp/files/000146013.pdf（2017 年 11 月 4 日閲覧）

16) 医薬品医療機器総合機構. 気管切開チューブへのスピーチバルブ等の誤接続の注意について. 医薬品医療機器総合機構 PMDA 医療安全情報 No. 3, 2008.
https://www.pmda.go.jp/files/000143971.pdf.（2017 年 11 月 4 日閲覧）

17) de Lassence A, Alberti C, Azoulay E, et al. Impact of unplanned extubation and reintubation after weaning on nosocomial pneumonia risk in the intensive care unit：a prospective multicenter study. Anesthesiology 2002；97：148-56.

18) Curry K, Cobb S, Kutash M, et al. Characteristics associated with unplanned extubations in a surgical intensive care unit. Am J Crit Care 2008；17：45-52.

19) Maartje de Vos, Graafmans W, Keesman E, et al. Quality measurement at intensive care units：which indicators should we use? J Crit Care 2007；22：267-74.

20) Kumpf O, Braun JP, Brinkmann A, et al. Quality indicators in intensive care medicine for Germany-third edition 2017. Ger Med Sci 2017；15：Doc10.

21) Chao CM, Lai CC, Chan KS, et al. Multidisciplinary interventions and continuous quality improvement to reduce unplanned extubation in adult intensive care units：A 15-year experience. Medicine 2017；96：e6877.

22) 厚生労働省医政局総務課長医薬食品局安全対策課長. 気管切開チューブに装着する器具に関する取扱いについて 医政総発第 0118001 号薬食安発第 0118001 号 平成 20 年 1 月 18 日.
http://www.mhlw.go.jp/topics/bukyoku/isei/i-anzen/hourei/dl/080118-1.pdf.（2017 年 11 月 4 日閲覧）

23) 医薬品医療機器総合機構. 経鼻栄養チューブ取扱い時の注意について. 医薬品医療機器総合機構 PMDA 医療安全情報 No. 42, 2014. https://www.pmda.go.jp/files/000144631.pdf（2017 年 11 月 4 日閲覧）

24) 日本医療機能評価機構. 提言：経鼻栄養チューブ挿入の安全確保. 認定病院患者安全推進協議会処置・チューブトラブル部会, 2006. https://www.psp-jq.jcqhc.or.jp/post/proposal/717, https://www.psp-jq.jcqhc.or.jp/download/649?wpdmdl=649（2017 年 11 月 4 日閲覧）

25) National patient safety agency. Reducing the harm caused by misplaced nasogastric feeding tubes in adults, children and infants. Patient Safety Alert. NPSA/2011/PSA002, 2011. London, UK.

26) 厚生労働省労働基準局安全衛生部化学物質対策課長. 発がん性等を有する化学物質を含有する抗がん剤等に対するばく露防止対策について 基安化発 0529 第 1 号・第 2 号 平成 26 年 5 月 29 日. http://tokyo-roudoukyoku.jsite.mhlw.go.jp/var/rev0/0137/9769/eiseisyuukan_betten4-1-2.pdf
https://www.jaish.gr.jp/anzen/hor/hombun/hor1-55/hor1-55-23-1-0.htm.（2017 年 11 月 4 日閲覧）

27) 日本がん看護学会, 日本臨床腫瘍学会, 日本臨床腫瘍薬学会. がん薬物療法における曝露対策合同ガイドライン 2015 年版. 金原出版, 2015.

28) 日本がん看護学会. 抗がん剤の血管外漏出およびデバイス合併症の予防・早期発見・対処. 外来がん化学療法看護ガイドライン 2014 年版, 金原出版, 2014.

4 治療機器

第3章 安全対策 4 治療機器

CQ 4-1 治療に関連した機器使用に対する安全対策はなぜ必要か？

推奨

▶ 酸素ボンベ・酸素吸入等の機器使用に関連した事故報告が多いほか，ベッド等の使用による有害事象も起きており，対策を行うことを推奨する.

⬤ グレード ▶ **1C** 推奨の強さ ▶ **強い推奨** エビデンスの確実性 ▶ **弱**

CQ 4-2 治療に関連した機器使用について安全対策はどのようにするか？

推奨

▶ 患者の治療環境で使用している治療機器（介護機器等を含む）の使用説明書や安全情報を把握し，起こり得る有害事象の評価，適応基準や使用手順の策定・保守管理等を含めたマネジメントを推奨する.

⬤ グレード ▶ **1C** 推奨の強さ ▶ **強い推奨** エビデンスの確実性 ▶ **弱**

■ エビデンス

日本医療機能評価機構の医療事故情報収集等事業データ検索で，医療機器等の事例についてリハビリテーションに関連したキーワードで検索した結果は 128 件あった[1]．その内容は，酸素ボンベが 58 件で最も多く，そのほかの酸素療法 12 件，人工呼吸に関するもの 10 件，物理療法機器等 11 件，運動療法機器等 9 件，輸液ポンプ・点滴架台等 7 件，ベッド 7 件，モニター機器 9 件であった．最も多かった酸素ボンベについての具体的な内容は，残量なしもしくは不足 23 件，ボンベ閉栓または流量 0 の設定 23 件，ボンベの転倒・落下（含む破損）5 件，使用管理記録不備 3 件，残量計・流量計故障 2 件，過量投与 1 件，呼吸同調装置関連 1 件であった．酸素と人工呼吸器では，誤設定，回路の外れ・ゆるみ・誤接続，回路の閉塞，物理療法機器および運動療法機器では，熱傷・皮膚損傷，誤設定，機器の取り違え，保守不良等があった.

同じデータベースを対象としたリハビリテーション医療に限局しない研究[2]では，酸素ボンベに関連した事例 90 例の内容で多いものは，途中でボンベが空になったことに気づかなかったもの 28 例，ボンベの開栓忘れ 26 例，流量計・付属物・架台等の破損等 16 例の順であった.

呼吸器の回路の接続はずれに関連した事例の検討では，接続がはずれた背景・要因としては，気管吸引や体位変換の際にいったん接続部をはずして再接続したことや，体位変換や患者の体を持ち上げる等，患者の体を動かしたことが背景・要因としてあげられていた[3].

医療機器による創傷発生に関与した機器としては，ギプス，シーネ 15.9%，医療用弾性ストッキング 14.3% のほか，下肢装具，弾性包帯，上肢装具によるものがあげられている[4].

独立行政法人製品評価技術基盤機構による事故情報収集制度によるデータベース[5]では，車いす 279 件，介護用ベッド 107 件，トイレ 273 件，テクノエイド協会による福祉用具ヒヤリ・ハット情

報のデータベース[6]では 332 件の事例がある．

解説

1. 機器に関連した事故の発生の概要

　　機器としては酸素・人工呼吸に関係した報告が多くみられているほか，物理療法機器・運動療法機器の使用による熱傷[7]，輸液・モニター機器等に関係するもの，ギプスシーネ・補装具に関係するもの，等がみられている．場面では移動に関係して起きているものが多くみられている．車いすやベッド等，通常の療養環境で日常頻用されている機器の使用による事故では，転落や皮膚損傷，患者の身体のはさみ込み等が報告されている[8]．2013 年に発生した有床診療所の火災は温熱療法機器の電源プラグ周辺が火元として報道されたが，厚労省の全国調査によると，医療機器の電気プラグを点検している施設は有床診療所の 83.3%，病院の 82.5% であった[9]．

2. 酸素・呼吸関連の機器

　　慢性閉塞性肺疾患者の，63% が呼吸リハビリテーションの指導を受け[10]，非侵襲的陽圧換気療法（NPPV）と運動リハビリテーションの組み合わせは高度の呼吸機能障害例の運動耐容能改善に有用であるとされたり[11]，挿管・人工呼吸管理中に早期からのリハビリテーション医療が推奨されるように[12]なっている．このように酸素や人工呼吸器の使用をはじめ多種の医療機器が使用されている環境でのリハビリテーション治療にあたっては安全への対策が必要となる．流量や残量の確認等，基本的なことと，酸素や人工呼吸器は回路のゆるみやはずれによる事故が多いことから，呼吸回路の構造上の特徴を把握し気管チューブ等との接続部がはずれやすいという認識をもつことや，呼吸回路を確認する際は目視で確認するだけでなく呼吸回路全体を手で触りたどって確認することが重要であるとされている[3]．また，電源が不可欠な機器を使用されている患者への対応にあたっては，無停電電源の確保等による停電への準備を行っておく必要がある．

3. 医療関連機器圧迫創傷

　　日本褥瘡学会では，医療関連機器による圧迫で生じる皮膚ないし下床の組織損傷を，医療関連機器圧迫創傷と定義している[4]．発生に関与する装具等の機器はリハビリテーション治療の現場で頻用されるものであり，皮膚損傷についての認識を高める必要がある．

4. スキン-テア，その他の皮膚損傷

　　摩擦・ずれによって皮膚が裂けて生じる真皮深層までの損傷（部分層損傷）は，スキン-テア（皮膚裂傷）[13]とされ，日本創傷・オストミー・失禁管理学会の調査によると，粗有病率は 0.77% であったとされている[13]．消費者庁消費者安全調査委員会から，車いすのフットサポートにより生じたスキン-テアや皮膚の裂創について情報提供が行われている[14,15]．その他の皮膚損傷としては，物理療法機器等による熱傷・皮膚損傷や，足浴やシャワー浴時に手袋を使用した状態で温度確認を行ったことで温度確認が不十分になり熱傷が生じた事例が報告されている[16]．

5. 機器使用に対する安全管理

　　これらの機器を主として管理する部署は，施設ごとによりそれぞれ定められていると考えられるが，直接リハビリテーション部門で管理しているものと，それ以外の医師・病棟等が管理しているものとがある．いずれについても，患者に使用する機器の安全な使用のための対策をたてることが必要となる．P-mSHELL モデル[17]で説明するとすれば，患者の状態に応じた適切な適応（P），機器の管理マネジメント（m），機器の使用取扱説明書やマニュアル類の整備（S），安全に配慮された適

切な機器の選定購入・保守点検整備（H），環境整備（E），使用法の習熟・使用中の観察（L），部門・職域での安全な機器使用の教育・文化（L）等が考えられる．

マニュアルの作成や運用は，具体的な作業についてのマニュアルだけでなく作業の原理的理解を促すマニュアルを併用すると，平常時のメンタルワークロードが低く想定外事象発生時にはパフォーマンスが有意に高かったという研究があり，知識・理由を付与しながらの作業によって，マニュアルの想定外の事象にも柔軟に対応できる可能性があるとされている[18]．

法令上では，医療法施行規則（昭和23年厚生省令第50号）において，病院等の管理者に医療機器に係る安全管理のための体制の確保が課せられており，「良質な医療を提供する体制の確立を図るための医療法等の一部を改正する法律の一部施行について」（平成19年3月30日付け医政発第0330010号厚生労働省医政局長通知）において，医療機器の保守点検・安全使用に関する体制について，責任者の設置や研修等について指示されている．

リハビリテーション治療部門で主に管理する機器に関しては，使用説明書の内容や安全情報を把握し，使用禁忌等に応じた適切な使用，マニュアルの整備・機器保守管理体制を整えることが必要となる．一方，取扱いを熟知していない機器を装着している患者に対応する場合は，取扱いに習熟した医療職との連携等，適切な対応が行える環境を設定することが推奨される．

車いすやベッド等，通常の療養環境で日常頻用されている機器の使用について，責任者の設置や，管理体制の整備が義務づけられているわけではないが，リハビリテーション医療現場での事故対策としては，医療機器の管理に準じた体制整備が望ましいと考えられる．一方これらの機器は在宅を含めた療養環境で日常頻用されており，使用者に求められる能力としては，ほかの医療機器に比べ使用にあたって特別な訓練や習熟のレベルが高くはなくても，日常使用時の観察は必要である[17]．そのため，使用者に対して日常の観察を行うことの指導が求められる．

医療機器に関連した医療事故の解決に関する研究成果は明らかになっていないが，エラー報告の障壁は，罰や批判の恐れ，報告するべきことの不明瞭なこと，インシデントレポートがどのように使われるかが不明瞭なこと，時間がないことの4点があげられている[19]．

ロボットやニューロリハビリテーション機器等，新たな機器を使用する機会も増えているが，生命維持機能に直結する機器を使用している際の学際的なチームアプローチであっても，日常的な機器の使用における場面であっても，包括的な安全管理が必要である．

❖文献
1) 日本医療機能評価機構．医療事故情報収集等事業　公開データ検索．http://www.med-safe.jp/（2010年1月1日以降の報告事例）（2017年8月21日閲覧）
2) 石川雅彦，斉藤奈緒美．医療ガスに関わるインシデント・アクシデント事例からみる再発防止の検討．医療機器学 2014；84：354-60.
3) 日本医療機能評価機構．医療事故情報収集等事業 第45回報告書．医療事故防止事業部，2016．http://www.med-safe.jp/pdf/report_45.pdf（2017年9月8日閲覧）
4) 日本褥瘡学会．ベストプラクティス 医療関連機器圧迫創傷の予防と管理．照林社，2016.
5) 製品評価技術基盤機構．製品安全分野 事故情報の検索．2016．
http://www.jiko.nite.go.jp/php/jiko/search/index.php（2017年9月1日閲覧）
6) テクノエイド協会．福祉用具ヒヤリ・ハット情報　ヒヤリ・ハット事例検索．http://www.techno-aids.or.jp/hiyari/index.php（2017年9月1日閲覧）
7) 日本医療機能評価機構医療事故防止センター．医療事故情報収集等事業第12回報告書．2008．
http://www.med-safe.jp/pdf/report_12.pdf（2018年2月5日閲覧）
8) 日本医療機能評価機構 医療事故防止事業部．ベッド操作時のサイドレール等のすき間への挟み込み．医療事故情報収集等事業 医療安全情報 No. 81，2013．
http://www.med-safe.jp/pdf/med-safe_81.pdf.（2017年9月8日閲覧）
9) 有床診療所・病院火災対策検討部会．有床診療所・病院火災対策報告書．総務省消防庁予防行政のあり方に関

する検討会，2014.
http://www.fdma.go.jp/neuter/about/shingi_kento/h26/yuushou_kasaitaiaku/07/houkokusyo.pdf(2018 年 2 月 5 日閲覧)

10）日本呼吸器学会，肺生理専門委員会．在宅呼吸ケア白書 COPD 疾患別解析ワーキンググループ　在宅呼吸ケア白書 COPD（慢性閉塞性肺疾患）患者アンケート調査疾患別解析．日本呼吸器学会，2013：16.

11）日本呼吸器学会，NPPV ガイドライン作成委員会．NPPV（非侵襲的陽圧換気療法）ガイドライン（改訂第 2 版）．南江堂，2015：148.

12）日本集中治療医学会 J-PAD ガイドライン作成委員会．日本版・集中治療室における成人重症患者に対する痛み・不穏・せん妄管理のための臨床ガイドライン．日集中医誌 2014；21：539-79.

13）日本創傷・オストミー・失禁管理学会．ベストプラクティス スキン-テア（皮膚裂傷）の予防と管理．照林社，2015.

14）消費者庁消費者安全調査委員会．事故に関する情報提供（手動車いすのフットサポート）．2017.
http://www.caa.go.jp/policies/council/csic/information/pdf/information_170314_0001.pdf（2017 年 9 月 8 日閲覧）

15）消費者庁消費者安全調査委員会．手動車いすのフットサポート続報．2017.
http://www.caa.go.jp/policies/council/csic/information/pdf/csic_information_170825_0001.pdf（2017 年 9 月 8 日閲覧）

16）日本医療機能評価機構 医療事故防止事業部．足浴やシャワー浴時の熱傷．医療事故情報収集等事業 医療安全情報 2014；87.　http://www.med-safe.jp/pdf/med-safe_87.pdf（2017 年 9 月 8 日閲覧）

17）河野龍太郎．医療安全・質管理とヒューマンファクター．日内会誌 2012；101：3463-9.

18）堀内友翔，中野渡寛之，高橋　信．作業の提示方法がパフォーマンスに与える影響に関する実験研究．日本原子力学会和文論文誌 2014；13：145-54.

19）Polisena J, Gagliardi A, Urbach D, et al. Factors that influence the recognition, reporting and resolution of incidents related to medical devices and other healthcare technologies：a systematic review. Systematic Reviews 2015；4：37.

第3章 安全対策　5　患者・部位の誤認

CQ 5-1　患者や部位の誤認対策はなぜ必要か？

推奨

▶ 誤認は治療の実施時，薬剤投与，引継ぎ等の場面で生じており，重篤な影響を生じる危険性があるため，対策を行うことを推奨する．

●グレード▶ **1C**　推奨の強さ▶**強い推奨**　エビデンスの確実性▶**弱**

CQ 5-2　患者や部位の誤認対策はどのようにするか？

推奨

▶ 患者・部位等の確認の方法は施設ごとにおいて標準化を行い，1つの方法で確認ができない際（リストバンドが脱落している等）の手順を含めた対策を行うことを推奨する．

●グレード▶ **1C**　推奨の強さ▶**強い推奨**　エビデンスの確実性▶**弱**

■ 解説

1. 誤認が起きる場面についての概要

　　患者の誤認による事故・インシデントは投薬に関するものを含めて件数の上位に位置する[1,2]．誤認による有害事象は全米で1年間に1,300～2,700件発生していると推計されている[3]．患者取り違えに関連した医療事故59件において，発生状況を，薬剤・輸血・手術・治療処置・検査・栄養・療養上の世話・その他，に分類すると，件数の多かった上位3つは，薬剤が26件，輸血が10件，検査が10件であった[4]．

　　患者の誤認，左右の誤認，部位の誤認，治療内容の誤認（Wrong-side/wrong-site, wrong-procedure, and wrong-patient adverse events：WSPEs）は，比較的まれではあっても思っているよりも一般的であり[3]，誤薬等，頻度が多いものもあり，結果として患者に重篤な危害をもたらす可能性がある．WHOのガイドラインでは，誤認は，薬剤の投与，輸血，手術等を含む様々な場面で生じる[5]とされ，患者の引継ぎや情報伝達の際のコミュニケーションギャップは，不適切な治療につながり，患者に危害をもたらす可能性がある[6]，とされている．すなわち，誤認は，特定の人や状況における認識のエラーのみを指すのみではなく，認識に基づいた行動とコミュニケーションを含む情報の使用についての事象であると考えられる．

　　リハビリテーション医療に関連した誤認による事故としては，患者の誤認による異なる患者への不適切な診療や個人情報の遺漏，左右の誤認による負荷や動作の誤りによる危険，障害部位等の誤認による障害の発生等が考えられる．また，患者の状態（病態・病状）や環境条件についての把握に関する可能性がある問題・事故は，判断の誤りや知識の不足等に分類されている．ここでは，患者・左右・部位・治療内容のように限定的特定がされるべき対象に対する認識と特定による同定の誤りを誤認とする．一方，患者の状態や環境条件等の適切な把握には，個人における知覚とその統合・認知のプロセスに，知識・経験・業務マネジメント・予測能力等の要因が複合的に影響してお

III 安全対策

り，安全で質の高いリハビリテーション医療のためにはそれらの向上についても対応をすすめる必要がある．

2. 誤認への対策

　　患者の誤認によるリスクは介入により減少できると考えられている[3,5]．本ガイドライン初版では誤認の予防対策として，以下のように記されていた．患者にフルネームで確認する，不確実なときは，名前を復唱し確認する（可能な限り患者に自分の名前を言ってもらい確認する．患者識別バンドを使用することもある）．同姓同名の場合，生年月日を言ってもらう．意思疎通ができない場合（高齢者や高次脳機能障害者，意識障害者等）は付き添い者（看護師や家族）に言ってもらう．医療者の交代等の際は医療従事者間の伝達，連絡，報告を密にしておく．同時に複数の対応をしない．

　　患者の確認は，治療の開始時のほか，患者をチームや部署間で引き継ぐ際や，転院や転入時等において確認が必要であり，患者を同定する識別子として，部屋番号等，変動する可能性がある識別子は使用しない，とされ[5]，氏名はフルネームで患者自身に名乗ってもらうことが原則とされている[7]．患者の同定と確認は，原則として患者自身にフルネームで名乗っていただき，氏名のみでなく生年月日等もう1つの別な識別と2つ以上で行い，リストバンド等の物理的方法で患者とともに行う．

　　WHOによる安全な手術のためのガイドライン2009では[8]，以下の4項目を強く推奨している．

①チームメンバーは，麻酔導入前に，正しい患者であることを，通常口頭で患者または患者家族とともに，リストバンドやほかの適切な物理的同定方法により行うこと．患者の特定は，氏名のみでなく，もう1つ別の識別（生年月日，患者番号，住所等）により行う．

②チームメンバーは，患者が手術法について説明され同意したことを確認し，患者とともに正しい手術部位と手術法を確認する．

③執刀医は，左右，構造物やレベルが複数（手指，足指，皮膚損傷，椎骨等）ある症例では，手術部位にマーキングする．麻酔科医と看護師はともに，執刀医がマーキングを行ったかを確認し，診療録情報の記録と照合する．マーキングは，手術部位の処置中に消えないよう，油性マーカーではっきりとわかるように行う．マーキングの方法は各施設で決めることができる（手術部位にサインするか，イニシャルで署名するか，または矢印を書くか）が，×印は，その部位は手術されないという意味に誤解される可能性があるため，使用しない．

④最終の安全チェックとして，手術チームは共同で，「タイムアウト」つまり皮膚切開直前の休止に，患者，部位と手術が正しいことを確認する．執刀医は，患者の氏名，手術名と（左右も含めて）部位を声に出して述べる．看護師と麻酔科医は，これらの情報が正しいことを確認する．

　　リハビリテーションの臨床においても，同定と確認の方法と情報の伝達方法（**第1章　CQ3**参照）を明確にし，侵襲のある処置や治療の場面等ではタイムアウトの実施を含めた対応により，誤認による事故を防止することが勧められる．

❖文献

1) 本間　覚. インシデント・アクシデントの重要性. 日内会誌 2012；101：3368-78.

2) 上條由美，的場匡亮，小市佳代子，他. 附属病院間でのインシデント・アクシデント報告の違い. 医療マネジメント会誌 2012；13：11-6.

3) Seiden SC, Barach P. Wrong-Side/Wrong-Site, Wrong-Procedure, and Wrong-Patient Adverse Events. Arch Surg 2006；141：931-9.

4) 日本医療機能評価機構. 医療事故情報収集等事業 第17回報告書（2009年1月～3月）. 2009.6.24. http://www.med-safe.jp/pdf/report_17.pdf.（2017年11月5日閲覧）

92

5　患者・部位の誤認

5）WHO. Patient identification. Patient Safety Solutions volume1, solution 2 May 2007.
　　http://www.who.int/patientsafety/publications/solutions/en/（2017 年 12 月 1 日閲覧）
6）WHO. Communication during patient hand-over. Patient Safety Solutions volume1, solution 3 May 2007.
　　http://www.who.int/patientsafety/publications/solutions/en/（2017 年 12 月 1 日閲覧）
7）日本看護協会．医療安全推進のための標準テキスト．2013．https://www.nurse.or.jp/nursing/practice/anzen/pdf/
　　text.pdf．（2017 年 12 月 1 日閲覧）
8）WHO. Guidelines for Safe Surgery 2009 Safe Surgery Saves Lives.
　　http://apps.who.int/iris/bitstream/10665/44185/1/9789241598552_eng.pdf 日本語訳　日本麻酔科学会
　　http://www.anesth.or.jp/guide/pdf/20150526guideline.pdf（2017 年 12 月 1 日閲覧）

III　安全対策

第3章　安全対策　6　離院・離棟

CQ 6-1　離院・離棟の対策はなぜ必要か？

推奨

▶ 離院・離棟は，様々な背景により生じるが，死亡を含む事故につながる危険性があるため，対策を行うことを推奨する．

●グレード▶ **1C**　推奨の強さ▶**強い推奨**　エビデンスの確実性▶**弱**

CQ 6-2　離院・離棟の対策はどのようにするか？

推奨

▶ 対策は，予防と事故発生時の対応それぞれについて行い，患者状態の評価，環境評価・調整，センサー類の利用，職員・家族教育，非薬物療法および薬物療法によるアプローチ等を，個別の患者の状況と施設の特性をふまえ，文化・社会的な面からも総合的に考慮して行うことを提案する．

●グレード▶ **2C**　推奨の強さ▶**弱い推奨**　エビデンスの確実性▶**弱**

■ エビデンス

　日本医療評価機構の医療事故情報等収集事業による事例検索では，離棟または離院，無断外出については236件の報告があった．リハビリテーションに関連する11件のうち精神科以外は8件あり，1件は縊首を発見され，外傷を生じていたものは3件であった．その他の225件の報告のうち，事故の程度が死亡となったものは45例，障害残存の可能性があるものは37例，死亡もしくは重篤な状況に至ったと考えられるものは8例であり，事故の程度が死亡であったもののうち自殺によるものは28例であった[1]．

　日本作業療法士協会による，作業療法場面における事故実態調査では，5,292件の事故のうち，無断離院・行方不明が224件あり，精神障害領域で多くみられていた[2]．

　ナーシングホーム利用者の研究では，脳外傷の既往のある利用者の14%が徘徊行動を行っており，短期記憶障害，日常の意思決定の困難さ，社会的行動障害が特に関係していた[3]．無断離棟についての研究では，失踪1,000件あたり死亡82件，障害61件あり，多くが徒歩で移動し，発見されるのは最後に見られた場所から半径1.6km以内で緑地帯や水路が多かった．死亡の原因としては外気温に長時間さらされることで，寒いか暑い時期に多く，転倒に関連した事故によるものは少なかった[4]．

■ 解説

1. 離院・離棟の概要

　ここでは，計画されていない，もしくは，許可されていないままに院外または病棟外へ出ることを離院・離棟として扱う．離院・離棟や認知症による徘徊は死亡に至る重大な影響につながる可能

性があり，介護者や家族にとって危機的状況である[5]．リハビリテーション病院に入院した脳損傷患者についての研究では，未遂を含めた離棟離院をした群はしなかった群に比べて，FIM 認知項目全般，記銘，見当識，問題解決能力の障害が重度であったとされている[6]．

医療事故情報収集の報告事例では，患者の自殺または自殺企図は363件あり，患者の直前の状況としては，精神障害が最も多く188件，次いで上肢障害73件，下肢障害66件，歩行障害24件，構音障害9件，認知症・健忘9件，聴覚障害5件，視覚障害2件，ほか薬剤の影響下33件，床上安静20件，等であり[7]，一般病院で生じた自殺事故の約半数（65/131件）はがん患者によるものであった[8]．また，アメリカの医療機能評価機関である The Joint Commission における重大事象報告では，自殺は転倒に次いで4番目の件数となっている[9]．

2. 離院・離棟への対策

離院・離棟の発生時の対応については，各施設における体制整備・マニュアルの作成が望ましい．重要事例情報検討班の報告では，患者の無断離院には，①患者自身の理解力が低下している，②外出・外泊時に許可が必要なことを患者自身が知らない，③無断離院はいけないとわかっていながら，故意に外出・外泊する，という3つのパターンがあり，それぞれに有効な対策を検討する必要があり，①は最も危険性が高く施設やシステム上の工夫が必要であり，患者の故意によるものは，入院の必要性も含めた患者との十分な話し合い等，医療従事者の積極的な対応によって防止できると考えられている[10]．一方，リハビリテーション病院に入院した脳損傷患者において，マニュアルの作成やセンサーの設置等の対策により離棟は減少したが離院は減少しなかった[11]との報告がある．多種のセンサーの開発等はすすんでおり，倫理的配慮を行って使用することが考えられる．大規模な研究では，精神科における開放病棟の治療は閉鎖病棟と比較して，自殺未遂と離院の減少と有意に関連する可能性がみられた[12]との報告があり，離院離棟の対策上考慮に値する．リスクマネジメントにあたっては，個人の権利と，リスクを減らすという家族や社会の有益な希望のバランスをとる必要がある[13]．

離院・離棟に対するカナダの医療安全教育プログラムでは，予防対策の戦略として，強力な治療関係の確立，文化的に反応するケアの提供，人間中心のアプローチ，ケア環境での制限的な感触の最小化をあげている[14]．

3. 認知機能や行動障害・徘徊の評価と対応

認知障害による徘徊等行動障害の評価[15]として，Behavioral Pathology in Alzheimer's Disease (Behave-AD)[16]や Neuropsychiatric Inventory （NPI）[17]等があるが，NPI の質問紙版である NPI-Q[18]が簡便でバランスがよい[15]と考えられている．徘徊の評価法としては，The revised Algase wandering scale for long term care がつくられているが[19]，リスクについての評価法として有効性が確立したものは明らかになっていない[20,21]．徘徊のうち，出口を探す行動については[22]，その他の徘徊とは異なって離院・離棟の意志や目的が明確であり，離院・離棟の実行能力が高いとされている[23]．行動障害への対応は，National Institute for Health and Care Excellence（NICE）[24]，American Psychiatric Association[25]，American Geriatrics Society[26,27]によるもの等がある．いずれも薬物によらない対応が第一選択としてあげている．音楽療法や行動管理技術等の有効性[28]の報告はあるが，そのフルエビデンスやアプローチ間での重み付け等は明らかではない[15]．環境調整，アラーム・センサーや携帯位置追跡装置等の使用，身体および心理社会的介入，介護者支援と教育，音楽等が対策としてあげられている[28,29]が，効果についてはさらに検討が必要とされている[29,30,31]．

認知症による影響が考えられる際に，不安は認知症の行動・心理症状の原因や誘因になり得る重

要な症状であり，安心させる声かけや態度で接することが基本とされ，音楽療法や認知行動療法を非薬物療法として考慮するが，効果不十分の場合に，リスペリドン，オランザピン，クエチアピンの使用を検討する[32]とされている．徘徊に対する薬物療法では，リスペリドンの有効性は検討されている[33,34]が，国内のガイドラインではリスペリドンの処方も考慮してよいが科学的根拠は不十分であり[32]，チアプリドは脳梗塞後遺症に伴う徘徊に保険適応を有しており考慮してよい[32]とされている．また，アルツハイマー患者における非定型抗精神病薬の使用は，深刻な脳血管疾患や錐体外路症状等の副作用から，介護者等への身体的危害の著明なリスクや深刻な苦痛でなければ，ルーチンの治療として使用するべきではないとも考えられている[35]．

❖文献

1) 日本医療機能評価機構．医療事故情報収集等事業 公開データ検索（2010 年 1 月 1 日以降の報告事例）．http://www.med-safe.jp/（2017 年 10 月 31 日閲覧）

2) 日本作業療法士協会（編）．作業療法事故実態調査―事故防止マニュアル 第 2 版．2011．

3) Belanger HG, King-Kallimanis B, Nelson AL, et al. Characterizing Wandering Behaviors in Persons with Traumatic Brain Injury Residing in Veterans Health Administration Nursing Homes. Arch Phys Med Rehabil 2008；89：244-50.

4) Woolford MH, Weller C, Ibrahim JE. Unexplained Absences and Risk of Death and Injury Among Nursing Home Residents：A Systematic Review. J Am Med Dir Assoc 2017；18：366.

5) Bond KS, Jorm AF, Kitchener BA, et al. Development of guidelines for family and non-professional helpers on assisting an older person who is developing cognitive impairment or has dementia：a Delphi expert consensus study. BMC Geriatrics 2016；16：129.

6) 橋本圭司，大橋正洋，渡邉　修，他．脳損傷者の離棟・離院：FIM，神経心理学的検査による障害像の検討と当院における対策．リハ医 2002；39：317-21.

7) 日本医療機能評価機構．医療事故防止事業部 医療事故情報収集等事業第 41 回報告書（2015 年 1 月〜3 月）．Ⅲ 医療事故情報等分析作業の現況 2 個別のテーマの検討状況【3】院内での自殺及び自殺企図に関する事例．2015；141-154．http://www.med-safe.jp/pdf/report_41.pdf（2017 年 9 月 9 日閲覧）

8) 日本医療機能評価機構．認定病院患者安全推進協議会 提言 院内自殺の予防と事故対応．2017．https://www.psp-jq.jcqhc.or.jp/download/3199?wpdmdl=3199（2017 年 9 月 9 日閲覧）

9) The Joint Commission. Sentinel Event Data General Information 2Q 2017 Update. https://www.jointcommission.org/assets/1/18/General_Information_2Q_2017.pdf（2017 年 9 月 9 日閲覧）

10) 厚生労働省重要事例情報検討班．重要事例情報の分析について 平成 15 年度．2003．http://www.mhlw.go.jp/topics/bukyoku/isei/i-anzen/1/syukei9/3.html（2017 年 9 月 9 日閲覧）

11) 橋本圭司，大橋正洋，小林美佐子，他．脳損傷者の離棟・離院：第 2 報：当院における対策実施前後の比較．リハ医 2003；40：369-73.

12) Huber CG, Schneeberger AR, Kowalinski E, et al. Suicide risk and absconding in psychiatric hospitals with and without open door policies：a 15 year, observational study. Lancet Psychiatry 2016；9：842-9.

13) Livingston G. Andrew Sommerlad, Vasiliki Orgeta, et al. Dementia prevention, intervention, and care. Lancet 2017；390：2673- 734.

14) Emanuel LL, Taylor L, Hain A, et al. Combes JR, Hatlie MJ, Karsh B, Lau DT, Shalowitz J, Shaw T, Walton M(eds), The Patient Safety Education Program-Canada（PSEP-Canada）Curriculum. Module 13b：Mental Health Care：Preventing and Responding to Absconding and Missing Patients. PSEP-CANADA, 2013. Revised 2017.

15) Helen CK, Laura NG, Constantine GL. Assessment and management of behavioral and psychological symptoms of dementia. BMJ 2015；350：h369.

16) Reisberg B, Auer S, Monteiro I. Behavioral pathology in Alzheimer's disease（BEHAVE-AD）rating scale. Int Psychogeriatr 1996；8：301-8.

17) Cummings J, Mega M, Gray K, et al. The Neuropsychiatric Inventory：comprehensive assessment of psychopathology in dementia. Neurology 1994；44：2308-14.

18) Kaufer DI, Cummings JL, Ketchel P, et al. Validation of the NPI-Q, a brief clinical form of the Neuropsychiatric Inventory. J Neuropsychiatry Clin Neurosci 2000；12：233-9.

19) Algase DL, Beattie ER, Song JA, et al. Validation of the Algase Wandering Scale（version 2）in a cross cultural sample. Aging Ment Health 2004；8：133-42.

20) Eleanor BW, Paul M. A Review of"Wandering"Instruments for People With Dementia Who Get Lost. Research on Social Work Practice 2014；24：400-13.

21) Gitlin, LN, Marx KA, Stanley IH, et al. Assessing neuropsychiatric symptoms in people with dementia：a systematic review of measures. Int Psychogeriatr 2014；26：1805-48.

22) Lucero M. Intervention strategies for exit-seeking wandering behaviour in dementia residents. Am J Alzheimers Dis Other Demen 2002；17：277-80.

23）Aud, M A. Dangerous wandering：Elopements of older adults with dementia from long-term care facilities. Am J Alzheimers Dis Other Demen 2004；19：361-8.

24）National Institute for Health and Care Excellence（英国国立医療技術評価機構）．Dementia：supporting people with dementia and their carers in health and social care. London, 2012.
https://www.nice.org.uk/guidance/cg42#（2017 年 9 月 9 日閲覧）

25）American Psychiatric Association. Five things physicians and patients should question. In：choosing wisely. Philadelphia, ABIM Foundation（米国内科専門医認定機構財団），2015.
http://www.choosingwisely.org/societies/american-psychiatric-association/（2017 年 9 月 9 日閲覧）

26）Ouslander J, Bartels S, Beck C, et al. Consensus statement on improving the quality of mental health care in US nursing homes：Management of depression and behavioral symptoms associated with dementia. J Am Geriatr Soc 2003；51：1287-98.

27）American Geriatrics Society. Ten things physicians and patients should question. In：Choosing wisely. Philadelphia, ABIM Foundation, 2015.
http://www.choosingwisely.org/societies/american-geriatrics-society/（2017 年 9 月 9 日閲覧）

28）Abraha I, Rimland JM, Trotta FM, et al. Systematic review of systematic reviews of non-pharmacological interventions to treat behavioural disturbances in older patients with dementia. The SENATOR-OnTop series. BMJ Open 2017；7：e012759.

29）Futrell M, Melillo K, Remington R. Evidence-based guideline. Wandering. J Gerontol Nurs 2014；40：16-23.

30）Siders C, Nelson A, Brown LM, et al. Evidence for implementing non-pharmacological interventions for wandering. Rehabil Nurs 2004；29：195-206.

31）O'Neil M, Freeman M, Christensen V, et al. Non-pharmacological Interventions for Behavioral Symptoms of Dementia：A Systematic Review of the Evidence. VA-ESP Project 2011；#05-225：29-30.

32）「認知症疾患治療ガイドライン」作成合同委員会（日本神経学会（監修））．認知症疾患治療ガイドライン 2017.
医学書院，2017：71-3，83-5.

33）Rabinowitz J, Katz IR, De Deyn PP, et al. Behavioral and psychological symptoms in patients with dementia as a target for pharmacotherapy with risperidone. J Clin Psychiatry 2004；65：1329-34..

34）Kurz A, Schwalen SS, Schmitt A. Effects of risperidone on behavioral and psychological symptoms associated with dementia in clinical practice. Int Psychogeriatr 2005；17：605-16.

35）Ballard C. The effectiveness of atypical antipsychotics for the treatment of aggression and psychosis in Alzheimer's disease. Cochrane Database Syst Rev 2006；25：CD003476.

第4章　感染対策

IV　感染対策

第4章　感染対策

CQ 1　感染対策はなぜ必要か？

推奨

▶ 医療関連感染は発生頻度が高く，治療結果に重大な影響を与える可能性がある．このため，感染対策を実施することを推奨する．

⋯⋯⋯⋯⋯⋯⋯⋯⋯⋯⋯⋯⋯⋯⋯⋯⋯ ● グレード▶ **1B**　推奨の強さ▶**強い推奨**　エビデンスの確実性▶**中**

解説

1. 医療関連感染の頻度と，生じる問題

医療関連感染（Healthcare-Associated Infection）は医療機関において生じる，患者が原疾患とは別に新たに生じた感染，および医療職が新たに生じた感染である．院内感染，あるいは病院感染と表現される場合もある．

医療関連感染は患者から患者へ直接，あるいは医療職や医療機器，環境等を介して伝播する．医療関連感染による影響としては，入院期間の延長，長期に及ぶ障害，経済的負担の増大，死亡率の増加等があげられる[1]．

医療関連感染の発生頻度は報告により様々であるが，WHOによるガイドラインでは，入院患者の5～15%に医療関連感染が発生するとされている[1]．

米国での医療関連感染の罹患率は4.5%と推定されている．9.3/1,000人・日の発生率であり，年間170万人の患者が影響を受けているとされている．ここでは9万9千人が医療関連感染により死亡していると見積もられている[2]．近年の米国からの報告では，入院患者の4.0%（95%信頼区間：3.7～4.4%）で医療関連感染が発生していた．頻度が高いものとしては，肺炎21.8%，手術部位感染21.8%，腸管感染症17.1%であった[3]．

欧州の大規模な急性期病院の調査においては，医療関連感染は5.7%（95%信頼区間：4.5-7.4%）とされている．頻度が高いものとしては，呼吸器感染（23.5%），手術部位感染（19.6%），尿路感染（19.0%），菌血症（10.7%），腸管感染（7.7%）が挙げられている[4]．このように肺炎は高頻度にみられているが，死に至る危険性もある重大な合併症である．

近年では多剤耐性菌の罹患率が上昇しているとされている[5]．多剤耐性菌による感染症はしばしば治療抵抗性である．このため，さらに入院期間は長期化し，医療費は増大し，死亡率が上昇する可能性がある．

わが国においては厚生労働省が院内感染対策サーベイランス事業を行っている．そこでは多剤耐性菌に関する集計が行われている．多剤耐性菌による感染症の頻度としては肺炎が最多であり40.4%を占めていた．感染症の原因菌としてはMRSA（Methicillin-Resistant Staphylococcus Aureus）が最多であり，2016年のデータでは入院患者の3.1%に発生していた[6]．

医療関連感染による経済的損失も社会的な問題となる．医療関連感染に伴う経済的影響は米国では年間65億ドル，欧州では130～240億ユーロになると見積もられている[1]．

医療関連感染はコストの増大や在院日数の長期化等，病院経営的な損失も大きい．手指衛生を中

100

心とした予防策に必要な費用と，MRSA を発症した際に必要となる費用の比較を行った報告では，投資に見合った経済効果がみられるとされている[7]．

医療関連感染に関して様々なガイドラインが発行されている．ガイドラインとしては手指衛生に関するものが多くを占めている．米国疾病予防管理センター（Centers for Disease Control and Prevention：CDC）[8]によるものと，世界保健機関（World Health Organization：WHO）[1]によるものが代表的である．わが国においても国公立大学附属病院感染対策協議会から，国公立大学附属病院を対象とした病院感染対策ガイドラインが発行されている[9]．

2. リハビリテーション医療と医療関連感染の関係

医療職の手指は患者との直接接触や呼吸ケアにより重度に汚染される．そしてケアが長時間となるほど直線的に手指の細菌汚染は進行する[10]．また病棟別の比較においてはリハビリテーション病棟で細菌汚染は重度であったとしている[10]．

リハビリテーション医療においては療法士による徒手的な訓練が主な治療手段となる．この際，療法士と患者は手指等による直接的な接触が多い．また，治療機器は複数の患者で共有されることが多いため，間接的な接触による伝播を生じる可能性もある．さらに1単位20分という長時間にわたりこのような状況が継続する．このため，リハビリテーション治療は接触感染の危険性が高い医療行為と考えるべきである．しかも患者と長時間にわたって接近しているため，飛沫感染や空気感染の危険性も高いと予想される．

リハビリテーション医療の対象となる患者は，急性期リハビリテーションの普及や対象疾患の多様化により，虚弱な患者が増加しているものと予想される．CDC のガイドラインでは，「脆弱な患者は他の多剤耐性菌を磁石のように吸い付け続ける」と記載されている[5]．リハビリテーション医療の対象患者は感染症に罹患しやすく，重篤化しやすい可能性が高いと考えて対応する必要がある．

そして療法士は訓練室のみでなく，医療機関内の様々な場所において治療を提供することがある．このため，病原微生物を医療機関内の広範囲に伝播させる危険性をもっている．

これらのことから，リハビリテーション医療は医療関連感染に深く関連していると考えるべきであり，十分な感染対策を実施することが推奨される．

また，リハビリテーション医療の現場には医療職と患者以外に，患者家族，実習生，外部の業者等，様々な人々が出入りする．医療関連感染の対策は，これらの人々においても実施されることが必要である．

3. 外部評価

病院機能評価において，感染対策は評価の対象となる．評価項目としては，医療関連感染制御に関する組織体制，医療関連感染制御に関するマニュアル・指針の作成と必要に応じた改訂，院内での感染発生状況の把握，院外での流行情報等の収集，収集したデータの分析と検討，アウトブレイクへの対応等があげられている[11]．

Joint Commission International（JCI）では International Patient Safety Goals（IPSG）として安全管理に関する6つの重点項目をあげている[12]．6項目の1つに手指衛生が含まれており，指針の作成やアップデート，現場での遵守状況のモニタリング等に念入りな審査が実施される．

4. 法的な要求

法的にも医療機関には感染管理を実施することが要求されている．2007年4月に施行された改正医療法により，すべての医療機関において院内感染対策の体制確保が義務づけられている．ここでは以下の4点についての規定がなされている．

1. 指針の策定
2. 委員会の開催
3. 従業者に対する研修の実施
4. 感染症の発生状況の報告と改善のための方策の実施

　2014年12月の厚生労働省医政局指導課長からの通知においては，アウトブレイクに関する項目が充実化され，アウトブレイクの定義が定められているとともに，各医療機関が個別のデータを基にアウトブレイクを把握し，対策をとることが望ましいとされている．

❖文献

1) WHO Guidelines Approved by the Guidelines Review Committee. WHO Guidelines on Hand Hygiene in Health Care. http://www.who.int/gpsc/5may/tools/9789241597906/en/（2018年2月25日閲覧）
2) Klevens RM, Edwards JR, Rihards CL, et al. Estimating health care-associated infections and deaths in U. S. hospitals, 2002. Public Health Rep 2007；122：160-6.
3) Magill SS, Edwards JR, Bamberg W, et al. Multistate Point-Prevalence Survey of Health Care-Associated Infections. N Engl J Med 2014；370：1198-208.
4) European Center for Disease Prevention and Control. Point Prevalence survey of healthcare-associated infections and antimicrobial use in European hospitals 2011-2012.
　https://ecdc.europa.eu/sites/portal/files/media/en/publications/Publications/healthcare-associated-infections-antimicrobial-use-PPS.pdf（2018年2月25日閲覧）
5) Siegel JD, Rhinehart E, Jackson M, et al. Management of multidrug-resistant organisms in health care settings, Am J Infect Control 2007；35：S165-93.
6) 厚生労働省院内感染対策サーベイランス事業. 院内感染対策サーベイランス　公開情報2016年1月～12月.
　https://janis.mhlw.go.jp/report/open_report/2016/3/2/zen_Open_Report_201600.pdf（2018年1月31日閲覧）
7) 本田順一. 感染対策と医療経済―手指衛生を中心に―. 薬局 2016；67：100-5.
8) Boyce JM, Pittet D. Guideline for Hand Hygiene in Health-Care Settings. Recommendations of the Healthcare Infection Control Practices Advisory Committee and the HIPAC/SHEA/APIC/IDSA Hand Hygiene Task Force. Am J Infect Control. 2002；30：S1-46.
9) 国公立大学附属病院感染対策協議会（編）. 病院感染対策ガイドライン 改訂第2版. じほう，2015.
10) Pittet D, Dharan S, Touveneau S, et al. Bacterial Contamination of the Hands of Hospital Staff During Routine Patient Care. Arch Intern Med 1999；59：821-6.
11) 日本医療機能評価機構. 病院機能評価 機能種別版評価項目 一般病院1（3rdG：ver 1.1）.
　http://jcqhc.or.jp/pdf/works/ippan1_v1.1.pdf（2018年1月31日閲覧）
12) Joint Commission International. JCI Accreditation Standards for Hospitals. 6th ed., 2016：43-55.

第4章　感染対策

CQ2　標準予防策はどのように実施するか？

推奨

▶ 標準予防策では手指衛生を遵守することが重要である．患者に接触する前，および患者や患者環境に接触した後，体液に曝露された可能性のある場合は，擦式アルコール製剤または石けんと流水にて手指衛生を実施することを推奨する．

　　　　　　　　　　　● グレード▶ **1A**　推奨の強さ▶**強い推奨**　エビデンスの確実性▶**強**

▶ 汗を除く血液や体液，分泌物，排泄物，傷のある皮膚，粘膜には伝播し得る病原微生物が含まれている可能性がある．これらへの接触が予想される場合は，あらかじめ手袋，マスク，ガウン等の個人用防護具を着用することを推奨する．

　　　　　　　　　　　● グレード▶ **1B**　推奨の強さ▶**強い推奨**　エビデンスの確実性▶**中**

エビデンス

　医療職は日常診療の中で患者と直接的あるいは間接的に接触する機会が多い．なかでも医療職の手指は高頻度の接触にさらされる．

　患者の移動，触診，血圧や体温測定等の行為において医療職の手指は細菌で汚染を受ける[1,2]．患者周囲の環境も汚染されている頻度は高いとされており，これらの物品に接した後にも医療職の手指は汚染される[3,4]．このように医療職の手指は患者との直接的，あるいは間接的接触によって病原微生物を伝播する危険性をもっている．

　医療職の手指の汚染は接触感染の拡大の重要な要因であることが数多くのエビデンスにより支持されている．手指衛生を推進する多面的介入により，手指衛生の遵守率が改善し，医療関連感染の頻度も有意に減少したとする報告がある[5,6]．そこでは MRSA 等の医療関連感染の発生頻度が減少していたとしている．

解説

1. 手指衛生

　標準予防策は，すべての患者に対して日常的に実施されるべき感染対策である．これにより患者や医療職を医療関連感染から守ることを目的とする．手指衛生は標準予防策で最も重要なものである．訓練が実施される際には療法士と患者は長時間の接触があるため病原微生物を媒介するリスクが大きく，手指衛生を徹底する必要がある．

　手指衛生には擦式アルコール製剤が使用されることが多い．アルコールは細菌のみでなく，医療関連感染を生じる多くのウイルスや真菌にも有効である[7]．このため擦式アルコール製剤による手指衛生は手洗いと比較して，手指に存在する細菌やウイルス数を効果的に減少させるとされている．また，手指衛生に要する時間が短く，ケアの実施場所で簡便に利用でき，繰り返し使用しても皮膚炎や乾燥が少ないとされている[3,7]．ただしアルコールは細菌の芽胞やエンベロープをもたな

IV 感染対策

いウイルスに対する効果には劣るとされている[3].

　手指衛生に関しては数多くのガイドラインが発行されている．CDC（Centers for Disease Control and Prevention）や WHO（World Health Organization）のガイドラインにおいて手指衛生の方法としては，以下の事項が推奨されている[7,8].

- 手が目に見えて汚染されていないときは，擦式アルコール製剤を用いて日常的に手指の汚染除去を行う．
- 手が目に見えて汚れているとき，また血液やその他の体液で汚染されているときには，石けんと流水で手を洗う．

　CDC のガイドラインでは手指衛生のタイミングとして以下の推奨を行っている[8].

- 患者に直接接触する前に手の汚染除去を行う．
- 患者の損傷のない皮膚に接触した後（脈をとる，血圧の測定をする，患者を抱き上げる等）には手の汚染除去を行う．
- 体液や排泄物，粘膜，正常でない皮膚，創傷面の被覆材との接触の後は，手が目に見えて汚染されていなくとも，手の汚染除去を行う．
- 手袋をはずした後には手の汚染除去を行う．

　WHO のガイドラインでは，手指衛生の5つのタイミングとして，以下の場面において手指衛生を実施することを推奨している[7].

- 患者に接触する前
- 無菌操作をする前
- 体液曝露リスクの後
- 患者に接触した後
- 患者環境に接触した後

　このように複数のガイドラインで手指衛生は強く推奨されているにもかかわらず，手指衛生の遵守率は不十分であるとする報告が数多くみられる．WHO のガイドラインでは手指衛生の遵守率は5～89% と様々であり，平均値は38.7% 程度であるとされている[7].近年においても遵守率は依然として低いものである．2010年以降の手指衛生に関する研究のレビューでは手指衛生の遵守率は8.1～69.5% であり，その平均値は34.1% であったとしている[9].

　手指衛生が遵守できない理由としては，ガイドラインを知らない，手指衛生が必要でないという考え，手洗い場や石けん・ペーパータオルが使用しやすい場所にない，多忙である，患者との関係等があげられている[5].

　WHO のガイドラインでは，手指衛生促進の効果的アプローチとして，多面的な戦略の必要性を協調している．そこでは，職員の教育および動機づけ，手指衛生の第一手段として擦式アルコール製剤の採用，実践の指標の利用，現場の医療職，経営者，医療部門のリーダー等すべての利害関係者による手指衛生改善のための強力な姿勢が主な要素とされている[7].

2. 個人用防護具

　汗を除く血液や体液，分泌物，排泄物，傷のある皮膚，粘膜には伝播し得る病原微生物が含まれている可能性がある[10].これらへの接触が予想される場合には，あらかじめ個人用防護具を着用す

ることが必要である．個人用防護具としては，手袋，マスク，ガウンがある．患者の状況に応じて
これらの使用を考慮することが必要である．国公立大学附属病院感染対策協議会の病院感染対策ガ
イドラインでは個人用防護具の使用方法を以下のように推奨している[11]．医療職自身を感染から守
るため，これらを遵守することが必要である．

・血液や体液等で衣服が汚染される可能性がある場合は，ガウンまたはエプロンを着用する．
・血液や体液等が飛散し，目，鼻，口を汚染する危険がある場合はマスクとゴーグルを着用する．
・血液，体液や排泄物，創面のある皮膚や粘膜に触れるとき，あるいは血液や体液で汚染された
　物品に触れるときは手袋を着用する．
・防護用具はその都度交換する．

❖文献

1）Casewell M, Phillips I. Hands as route of transmission for Klebsiella species. BMJ 1977；l2：1315-7.

2）Duckro AN, Blom DW, Lyle EA, et al. Transfer of Vancomycin-resistant Enterococci via Health Care Worker Hands. Arch Intern Med 2005；65：302-7.

3）Boyce JM, Potter-Bynoe G, Chenevert C, et al. Environmental contamination Due to Methicillin-Resistant Staphylococcus aureus：Possible Infection Control Implications. Infect Control Hosp Epidemiol 1997；8：622-7.

4）Bhalla A, Pultz NJ, Gries DM, et al. Acquisition of nosocomial pathogens on hands after contact with environmental surfaces near hospitalized patients. Infect Control Hosp Epidemiol 2004；25：164-7.

5）Pittet D. Improving Compliance With Hand Hygiene in Hospitals. Infect Control Hosp Epidemiol 2000；21：381-6.

6）Ebnother C, Tanner B, Schmid F et al. Impact of an infection control program on the prevalence of nosocomial infections at a tertiary care center in Switzerland. Infect Control Hosp Epidemiol 2008；29：38-43.

7）WHO Guidelines Approved by the Guidelines Review Committee. WHO Guidelines on Hand Hygiene in Health Care. http://www.who.int/gpsc/5may/tools/9789241597906/en/（2018 年 2 月 25 日閲覧）

8）Boyce JM, Pittet D. Guideline for Hand Hygiene in Health-Care Settings. Recommendations of the Healthcare Infection Control Practices Advisory Committee and the HIPAC/SHEA/APIC/IDSA Hand Hygiene Task Force. Am J Infect Control. 2002；30：S1-46.

9）Kingston L, O'Connell NH, Dunne CP. Hand hygiene-related clinical trials reported since 2010：a systematic review. J Hosp Infect 2016；92：309-20.

10）Siegel JD, Rheinehart E, Jacson M, et al. 2007 Guidelines for Isolation Precautions：Preventing Transmission of Infectious Agents in Healthcare Settings. Am J Infect Control 2007；35：S65-164.

11）国公立大学附属病院感染対策協議会（編）．病院感染対策ガイドライン 改訂第 2 版．じほう，2015．

IV 感染対策

| 第4章 感染対策 |

CQ 3 特別な対策が必要な感染症や病原微生物はどのようなものがあるか？

推奨

▶以下の感染症や病原性微生物は発生頻度高いものや患者への影響が大きいものである．流行状況等に応じて適切な予防策を実施することを推奨する．

多剤耐性菌，クロストリジウム・ディフィシル，インフルエンザウイルス，ノロウイルス，結核菌，水痘ウイルス，麻疹ウイルス，風疹ウイルス，ムンプスウイルス，流行性角結膜炎，疥癬

●グレード▶ **1C** 推奨の強さ▶**強い推奨** エビデンスの確実性▶**弱**

解説

1. 関連するガイドライン

米国疾病予防管理センター（Centers for Disease Control and Prevention：CDC）による隔離予防策のためのガイドライン[1]では，高度感染性病原体または疫学的に重要な病原体による発症または保菌が判明しているか疑われている患者には，標準予防策に加えて，感染経路別予防策を用いることが強く推奨されている．また，その中ではクロストリジウム・ディフィシル，多剤耐性菌，プリオン，重症急性呼吸器症候群（Severe Acute Respiratory Syndrome：SARS）コロナウイルス，サル痘，ノロウイルス，出血熱ウイルスについて病原体別の解説がなされている．

オーストラリア医療関連感染予防ガイドライン[2]では，医療関連感染にてアウトブレイクを生じる可能性がある病原微生物の例として，多剤耐性菌，サルモネラ，キャンピロバクター，ノロウイルス，インフルエンザウイルス，RSウイルス，麻疹ウイルス，水痘ウイルス，A型肝炎ウイルス，クロストリジウム・ディフィシル，レジオネラ菌をあげている．

国公立大学附属病院感染対策協議会が発行するガイドライン[3]では感染症や病原体別に結核菌，インフルエンザウイルス，水痘ウイルス，麻疹ウイルス，風疹ウイルス，ムンプスウイルス，ノロウイルス，レジオネラ，アスペルギルス，クロストリジウム・ディフィシル，プリオン，流行性角結膜炎，疥癬について記述されている．

CDCからは臨床的に重要な感染症や病原微生物として，多剤耐性菌，インフルエンザウイルス，ノロウイルス，結核菌，エボラウイルス，中東呼吸器症候群コロナウイルス（Middle East Respiratory Syndrome Coronavirus：MERS-CoV），天然痘ウイルスに関するガイドラインが発行されている．わが国からは感染症別ガイドラインとして，日本感染症学会および日本化学療法学会の合同で呼吸器感染症，尿路感染症，腸管感染症ガイドラインが，日本眼科学会からアデノウイルス結膜炎院内感染対策ガイドライン，日本皮膚科学会から疥癬診療ガイドラインが刊行されている．それぞれの対策にはこれらのガイドラインを参照することが望ましい．

2. 注意するべき感染症や病原微生物

前述のガイドラインに記載された感染症や病原微生物はリハビリテーション医療を行うにあたっても注意するべきものであると考えられる．その中で，エボラウイルス等の出血性ウイルス，SARS

や MERS 等のコロナウイルス，サル痘や天然痘等は感染症法において1類・2類感染症に指定されており，直ちに届け出をする必要がある．感染した患者や周囲に重大な影響を及ぼす病原微生物であるが，その発生頻度は低いものである．プリオンは神経変性疾患の原因となることがあり，リハビリテーション医療の対象患者に感染者が含まれる可能性がある．しかしプリオンは日常診療においては，通常，感染のリスクはないとされており[3]，リハビリテーション治療により感染が拡大する可能性は低いと考えられる．

レジオネラやアスペルギルスはヒトからヒトへの感染を生じる危険性は低いが，免疫不全状態の患者では呼吸器感染症を生じる危険性がある[3]．レジオネラは水系環境に生息し，25〜42℃の温度で増殖するとされており，水を利用した物療機器の衛生管理には注意が必要である．しかしながら，レジオネラ感染のない施設において，費用対効果が証明・確立された一次予防法はない[3]とされており，実際の対策は容易ではない．

これらより，リハビリテーション医療において日常的に注意し，対策をとるべき病原微生物や感染症としては，多剤耐性菌，クロストリジウム・ディフィシル，インフルエンザウイルス，ノロウイルス，結核菌，水痘ウイルス，麻疹ウイルス，風疹ウイルス，ムンプスウイルス，流行性角結膜炎，疥癬と考えることができる．

3. 頻度の高い流行性感染症

(1) インフルエンザウイルス

インフルエンザは主として冬期に流行する感染症である．ウイルスの感染力は強く，病院内で流行を生じることもある．地域や院内での流行状況に配慮して，患者の症状や発熱状況を観察し，早期発見に努める必要がある．飛沫予防策が必要であり，マスクを適切に使用する．また国公立大学附属病院感染対策協議会のガイドラインでは，ハイリスク患者および医療職はワクチン接種をすることが推奨されている[3]．

(2) ノロウイルス

ノロウイルスは比較的頻度が高いものであるが，感染力が強く，吐物や下痢等，患者から排泄されたものから，ほかの患者や医療職へ感染が伝播することがある．乾燥した排泄物は飛沫となって感染を拡大する可能性もある．処理にあたっては，手袋のみでなく，マスクやガウン等の個人用防護具を適切に使用する必要がある．嘔吐は患者の状態変化のなかでも頻繁にみられるものであり，処理のための物品は訓練室に常備しておくことが望ましい．

4. 社会的影響

医療関連感染の報道を目にする機会は少なくない．大手全国紙の WEB サイトに掲載された報道記事を「院内感染」のキーワードにて検索したところ，インフルエンザウイルス，ノロウイルス，多剤耐性菌のアウトブレイクや死亡事例の記事が複数みられた．これらは頻度が高く，かつ患者への影響が大きいものであるとともに，社会的にも注目されている病原微生物であると考えられる．

❖文献

1) Siegel JD, Rhinehart E, Jackson M, et al. Guideline for Isolation Precautions：Preventing Transmission of Infectious Agents in Healthcare Settings. Am J Infect Control 2007；35：S65-164.

2) Australian Commission on Safety and Quality in Healthcare. Australian Guidelines for the Prevention and Control of Infection in Healthcare. https://www.nhmrc.gov.au/guidelines-publications/cd33（2018年1月31日閲覧）

3) 国公立大学附属病院感染対策協議会（編）．病院感染対策ガイドライン 改訂第2版．じほう，2015.

IV　感染対策

第4章　感染対策

CQ 4　経路別感染予防策の方法はどのように実施するか？

推奨

▶病原微生物の感染経路に応じて，接触予防策，飛沫予防策，空気予防策の経路別感染予防策を実施することを推奨する.

●グレード▶ **1B**　推奨の強さ▶**強い推奨**　エビデンスの確実性▶**中**

解説

　経路別感染予防策については，米国疾病予防管理センター（Centers for Disease Control and Prevention：CDC)[1]や国公立大学附属病院感染対策協議会[2]のガイドラインに，その方法と対象が記述されている．また，病原微生物や感染症ごとのガイドラインも発行されている[3-6]．経路別感染予防策は，病原体の感染経路遮断のために標準予防策に加えて実施する予防策である．予防策には，接触予防策，飛沫予防策，空気予防策の3種類がある[1,3]．

1. 接触予防策

　接触感染は患者との直接接触，あるいは患者の接触した物品や環境表面との間接的接触によって成立する．接触予防策では，標準予防策に加えて，以下の対応が推奨される.

- 個室隔離とする[1,2].
- 個室隔離できない場合はコホーティングする[1,2].
- 病室に入室する際には手袋を着用する[1].
- 病室に入室する際にはガウンを着用する[1].
- 排菌の有無にかかわらず，患者や病室環境に触れる場合は手袋を着用する[3].
- 排菌患者に直接接触する場合や，病室環境に触れる場合はガウンを着用する[3].
- 聴診器や血圧計等は患者専用にする．診療録を病室に持ち込まない[3].

接触予防策が必要となる代表的な感染症や病原微生物は以下のものである.

- 多剤耐性菌[1-4]
- クロストリジウム・ディフィシル[1,2,5]
- ノロウイルス[2,6]
- 水痘ウイルス[1,2]
- 帯状疱疹ウイルス[2]
- 流行性角結膜炎[1,2]
- 疥癬[1,2]

2. 飛沫予防策

　咳，くしゃみ，会話等により発生する飛沫が経気道的に粘膜に付着して感染を生じる病原体に対

108

する対策である．飛沫予防策では，標準予防策に加えて，以下の対応が推奨される．

- ・個室隔離とする[1,2]．
- ・個室隔離できない場合は，コホーティングする[1,2]．
- ・コホーティングも不可能であれば，患者ベッド間隔を 2 m 以上保つ，あるいは患者間にパーティションやカーテンによる仕切りを設ける[2]．
- ・患者に接近して医療行為を行う際には，マスクを着用する[2]．
- ・病室に入室する際には，マスクを着用する[1]．

飛沫予防策が必要となる代表的な感染症や病原微生物は以下のものである．

- ・インフルエンザウイルス[1,2]
- ・風疹ウイルス[1,2]
- ・ムンプスウイルス[1,2]

3. 空気予防策

空気予防策は，病原性微生物を含む 5 μm 以下の飛沫核が長期間空気中を浮遊し，広範囲に伝播される感染形式である．空気予防策では，標準予防策に加えて，以下の対応が推奨される．

- ・陰圧室に入室し，ドアは閉めておく[1,2]．
- ・病室に入る際には，N95 マスクを着用する[1,2]．

空気予防策が必要となる代表的な感染症や病原微生物は以下のものである．

- ・結核[1,2]
- ・麻疹ウイルス[1,2]
- ・水痘ウイルス[1,2]

❖文献

1) Siegel JD, Rhinehart E, Jackson M, et al. Guideline for Isolation Precautions：Preventing Transmission of Infectious Agents in Healthcare Settings. Am J Infect Control 2007；35：S65–164.
2) 国公立大学附属病院感染対策協議会（編）. 病院感染対策ガイドライン 改訂第 2 版. じほう，2015.
3) Siegel JD, Rhinehart E, Jackson M, et al. Management of multidrug–resistant organisms in health care settings. Am J Infect Control 2007；35：S165–93.
4) MRSA 感染症の治療ガイドライン作成委員会（編）. MRSA 感染症の治療ガイドライン改訂版 2017. 日化療会誌 2017；65：323–425.
5) Dubberke ER, Carling P, Carrico R, et al. Starategies to Prevent Clostridium difficile Infections in Acute Care Hospitals. 2014 Update. Infection Control and Hosp Epidemiol 2014；35：S48–65.
6) MacCannell T, Umscheid CA, Agarwal RK, et al. Guideline for the Prevention and Control of Norovirus Gastroenteritis Outbreak in Healthcare Setting（2011）. HHS, CDC, 2017.
https://www.cdc.gov/infectioncontrol/pdf/guidelines/norovirus–guidelines.pdf（2018 年 2 月 25 日閲覧）

資　料

本ガイドライン初版　リハビリテーションの中止基準（参考資料）

※CQ 番号はいずれも第2章

1. **積極的なリハビリテーションを実施しない場合**
   ①安静時脈拍 40/分以下または 120/分以上（CQ2）
   ②安静時収縮期血圧 70 mmHg 以下または 200 mmHg 以上（CQ1）
   ③安静時拡張期血圧 120 mmHg 以上（CQ1）
   ④労作性狭心症の方（CQ5）
   ⑤心房細動のある方で著しい徐脈または頻脈がある場合（CQ2）
   ⑥心筋梗塞発症直後で循環動態が不良な場合
   ⑦著しい不整脈がある場合（CQ2）
   ⑧安静時胸痛がある場合（CQ5）
   ⑨リハビリテーション実施前にすでに動悸・息切れ・胸痛のある場合（CQ2，CQ4，CQ5）
   ⑩座位でめまい，冷や汗，眠気等がある場合（CQ10）
   ⑪安静時体温が 38 度以上（CQ12）
   ⑫安静時酸素飽和度（SpO_2）90% 以下（CQ4）

2. **途中でリハビリテーションを中止する場合**
   ①中等度以上の呼吸困難，めまい，嘔気，狭心痛，頭痛，強い疲労感等が出現した場合（CQ4，CQ5，CQ7，CQ9，CQ10）
   ②脈拍が 140/分を超えた場合（CQ2）
   ③運動時収縮期血圧が 40 mmHg 以上，または拡張期血圧が 20 mmHg 以上上昇した場合（CQ1）
   ④頻呼吸（30 回/分以上），息切れが出現した場合（CQ4）
   ⑤運動により不整脈が増加した場合（CQ2）
   ⑥徐脈が出現した場合（CQ2）
   ⑦意識状態の悪化（CQ3）

3. **いったんリハビリテーションを中止し，回復を待って再開**
   ①脈拍数が運動前の 30% を超えた場合．ただし，2 分間の安静で 10% 以下に戻らないときは以後のリハビリテーションを中止するか，またはきわめて軽労作のものに切り替える（CQ2）
   ②脈拍が 120/分を超えた場合（CQ2）
   ③1 分間 10 回以上の期外収縮が出現した場合（CQ2）
   ④軽い動悸，息切れが出現した場合（CQ2，CQ4）

4. **その他の注意が必要な場合**
   ①血尿の出現
   ②喀痰量が増加している場合
   ③体重が増加している場合
   ④倦怠感がある場合
   ⑤食欲不振時・空腹時
   ⑥下肢の浮腫が増加している場合（CQ12）

「日本リハビリテーション医学会診療ガイドライン委員会編：リハビリテーション医療における安全管理・推進のためのガイドライン，医歯薬出版，6，2006」初版から抜粋した．これは本ガイドライン改訂版と初版との対比のため，参考資料として添付した．それぞれ該当する CQ がある場合には，それを示している．

デルファイ投票

方法

　本ガイドライン策定委員会委員，担当理事，協力委員，本ガイドライン初版策定委員（承諾を得られた方のみ）の24名からデルファイ法による投票をいただいた．

　推奨文・回答文の記述に対してどの程度同意できるか，以下の点数で評価を行っていただいた．

　1点（完全に非同意）〜9点（完全同意）

　投票結果の中央値により，推奨文・回答文に対する同意の程度を以下のように評価する．

　1〜3点（不適切）

　4〜6点（不確定）

　7〜9点（適切）

　一致率の算出はRAND/UCLAの提唱する方法に従って実施した．

　http://www.rand.org/content/dam/rand/pubs/monograph_reports/2011/MR1269.pdf

　ここではDisagreement Indexが1を超える場合には結果の不一致があると判定される．

投票結果

　投票結果の中央値は8〜9でいずれの推奨文・回答文も適切と判定された．

　また，投票結果の不一致はみられなかった．

　このことから，投票は1回のみで確定となった．

　表に投票結果を示す．投票時にいただいたコメントによりCQや推奨文・回答文の修正を行っており，最終化されたガイドラインに対する投票結果ではない．

　ただし，推奨・回答の内容が大きく変更となる修正は実施されておらず，推奨文・回答文に対するコンセンサスの程度を知るうえでの参考になると考えられる．

CQ	推奨・回答	投票結果中央値	Disagreement Index
第1章　安全管理総論			
CQ1　リハビリテーション医療において安全管理はなぜ必要か？	リハビリテーション医療において有害事象，有害事象につながる可能性のあるヒヤリ・ハットは起きており，安全管理は必要である．リハビリテーション治療中の有害事象は患者にも病院にもよい結果をもたらさないため，安全管理を適切に行うことが求められる．重大な有害事象を発生する前に対応することが必要であり，有害事象時の対処手順，報告手順を定めておくこと，その後の再発予防対策を適切に行うことが求められる．	9	0
CQ2　安全管理に関して施設の整備に何が必要か？	患者の急変への対応，合併症・重症化への対策，転倒対策，感染対策，窒息対策，離院・離棟対策，個人情報保護に対応した設備・備品等が必要であり，適切な管理が求められる．	9	0.012
CQ3　安全管理に関して職員の教育に何が必要か？	病院全体で行われる一般的な医療安全に関する研修について，リハビリテーション部門の職員が適切に受講しているか，研修内容を実際に実施できているかの管理が求められる．また，リハビリテーション部門独自の問題に対応できる研修が入職時の研修や年次ごとの研修プログラムに含まれていることが望ましい．	8.5	0.132
CQ4　医療事故発生に際してどのように対応するか？	患者および関係者の健康被害を最小限に食い止めることを優先して行う．事前に定めた手順に則って対応し，報告する．また，患者・家族への対応だけでなく，医療事故に関わった当事者・当該部門への対応も必要である．医療事故発生時に適切な対応をするためには，日頃からのシミュレーションや訓練が必要である．	9	0.012

CQ	推奨・回答	投票結果中央値	Disagreement Index
CQ5　安全管理のために参考となるガイドラインはあるか？	いくつかの医療・医学団体が作成したガイドラインやテキストがあり，参考にすることができる．日本リハビリテーション医学会，日本医師会，日本看護協会，四病院団体協議会，厚生労働省，世界保健機関（WHO）等のガイドラインがある．また，情報漏洩については，個人情報保護に関するガイドラインがある． 医療の質が向上し，提供する医療のばらつきが少なくなると，標準的な運用をはずれてしまう事例としての医療事故も減少し，結果的に安全管理の充実がなされる．安全管理のために第三者評価の評価基準等も参考になる．	9	0.132
CQ6　リハビリテーション医療における医療水準とは何か？	医療水準は，当該医療機関に期待される医療の水準をいい，過失の有無を判断する基準である．医療水準は，医療機関の性格や所在地域の医療環境の特性等の諸般の事情を考慮して決定される．診療ガイドラインは医療水準の決定のための資料となり，診療ガイドラインの性格，作成時期，内容等も考慮される．リハビリテーション医療にも医療水準論が妥当する．	9	0.132
CQ7　診療ガイドラインと裁判の傾向とはどのようなものか？	診療ガイドラインが推奨する治療方法に則った治療を実施した場合には過失なしと判断される傾向があり，診療ガイドラインの推奨する治療方法と異なった治療方法を実施した場合には過失ありとされる事例と過失なしとされる事例が拮抗している． 裁判例の傾向から，診療ガイドラインと異なる治療方法を実施としても直ちに法的責任を生ずるわけではないものの，診療ガイドラインの内容をふまえて治療方法を決定するべきであり，診療ガイドラインと異なる治療方法を実施する場合には相応の医学的根拠を要すると考えられる． 診療ガイドラインは，主に過失判断のための証拠として用いられる．	9	0.132
CQ8　説明および同意の意義と診療録等の記録における注意点はどのようなものか？	医師が負う患者への説明義務の法的な意義は，患者に自己決定の機会を保障することにある．治療の説明は，原則として，治療の方法および内容，見込まれる治療効果，合併症が生じる可能性や治療の危険性，代替療法の有無および内容，治療しない場合の予後等の標準的な事項を説明すれば足りる．患者が強い関心をもつ治療については，それが未確立の治療方法であったとしても，医師が説明義務を負う場合がある．治療の説明は，患者の理解力に応じて行うことが推奨される． 診療録等の診療記録は，実施したリハビリテーションの内容のほか，説明した事項や説明を聞いた患者の様子等について「具体的な事実」を記録化することが推奨される．	9	0.132
第2章　運動負荷を伴う訓練を実施するための基準			
CQ1　血圧上昇・血圧低下がある場合に運動負荷を伴う訓練を行うか？	血圧変動の原因が明確であり，全身状態が安定していると判断できる場合は，訓練を実施することを提案する．ただし，訓練を実施する際には，症状やバイタルサインの変化に注意し，訓練内容は患者の状態に応じて調整する必要がある．	9	0.132
	訓練中止を考慮する目安として，収縮期血圧 180〜200 mmHg を超える場合，または収縮期血圧 70〜90 mmHg 未満を参考値とすることを提案する．	9	0.132
CQ2–1　不整脈が生じている場合に運動負荷を伴う訓練を行うか？	不整脈の原因が明確であり，全身状態が安定していると判断できる場合は，訓練を実施することを提案する．ただし，訓練を実施する際には，症状やバイタルサインの変化に注意し，訓練内容は患者の状態に応じて調整する必要がある．	9	0.292
CQ2–2　訓練中に不整脈を生じた場合はどのようにするか？	新規に不整脈を生じた場合，または脈拍の変動が顕著な場合，または随伴症状を伴う不整脈を生じた場合は，当日の訓練は中止して精査を行うことを推奨する．	9	0
	訓練中止を考慮する目安として，脈拍 40/分未満，または 120/分〜150/分を超える場合を参考値とすることを提案する．	9	0.132
CQ3–1　意識障害がある場合に運動負荷を伴う訓練を行うか？	意識障害を生じている原因が明確であり，全身状態が安定していると判断できる場合は，訓練を実施することを提案する．ただし，訓練を実施する際には，症状やバイタルサインの変化に注意し，訓練内容は患者の状態に応じて調整する必要がある．	8	0.132
CQ3–2　訓練中に意識障害を生じた場合はどのようにするか？	意識障害を新規に生じた場合や，意識障害が増悪傾向にある場合は，当日の訓練は中止し，精査を行うことを推奨する．	9	0.012

CQ	推奨・回答	投票結果中央値	Disagreement Index
CQ4-1　呼吸状態が不良な場合に運動負荷を伴う訓練を行うか？	呼吸状態が不良となっている原因が明確であり，全身状態が安定していると判断できる場合は，訓練を実施することを提案する．ただし，訓練を実施する際には，症状やバイタルサインの変化に注意し，訓練内容は患者の状態に応じて調整する必要がある．また，必要に応じて排痰・呼吸介助，酸素使用等も考慮する．	8.5	0.132
CQ4-2　訓練中に呼吸状態が不良となった場合はどのようにするか？	呼吸状態が急速に悪化した場合，または呼吸数やSpO$_2$の変動が顕著な場合，またはその他のバイタルサインに異常を伴う場合は，当日の訓練は中止して精査を行うことを推奨する．	9	0
	訓練中止を考慮する目安として，呼吸数30〜40回/分を超える場合，または呼吸数5〜8回/分未満，またはSpO$_2$値88〜90%未満を参考値とすることを提案する．	9	0.132
CQ5-1　胸痛がある場合に運動負荷を伴う訓練を行うか？	胸痛の原因が明確であり，全身状態が安定していると判断できる場合は，適切な疼痛管理のもと，訓練を実施することを提案する．ただし，訓練を実施する際には，症状やバイタルサインの変化に注意し，訓練内容は患者の状態に応じて調整する必要がある．	9	0.132
CQ5-2　訓練中に胸痛が生じた場合はどのようにするか？	新規に発症した胸痛がある場合は，急性冠症候群や大動脈解離，肺血栓塞栓症，緊張性気胸等，重篤な疾患の可能性もある．このような疾患を疑う場合，原因が不明である場合や，その他のバイタルサインの異常を伴う場合は，当日の訓練は中止として，精査を行うことを推奨する．	9	0
CQ6　筋骨格系の疼痛がある場合に運動負荷を伴う訓練を行うか？	筋骨格系の疼痛の原因が明確であり，全身状態が安定していると判断できる場合は，適切な疼痛管理のもと，訓練を実施することを提案する．ただし，訓練を実施する際には，症状の変化に注意し，訓練内容は患者の状態に応じて調整する必要がある．	9	0.132
CQ7-1　頭痛がある場合に運動負荷を伴う訓練を行うか？	慢性的な頭痛は緊急性が低い一次性頭痛であることも多い．頭痛の原因が明確であり，全身状態が安定していると判断できる場合は，適切な疼痛管理のもと，訓練を実施することを提案する．ただし，訓練を実施する際には，症状やバイタルサインの変化に注意し，訓練内容は患者の状態に応じて調整する必要がある．	8.5	0.146
CQ7-2　訓練中に頭痛が生じた場合はどのようにするか？	新規に発症した頭痛や激しい頭痛がある場合，意識障害や高血圧，神経巣症状を伴う場合は，脳血管障害や髄膜炎等の二次性頭痛の可能性もある．このような疾患を疑う場合や原因が不明である場合，その他のバイタルサインの異常を伴う場合は，当日の訓練は中止として，精査を行うことを推奨する．	9	0.012
CQ8　訓練中に腹痛が生じた場合はどのようにするか？	新規に発症した腹痛がある場合は，緊急性を要する急性腹症の可能性もある．このような疾患を疑う場合，原因が不明である場合や，その他のバイタルサインの異常を伴う場合は，当日の訓練は中止として，精査を行うことを推奨する．	8.5	0.132
CQ9-1　嘔気・嘔吐がある場合に運動負荷を伴う訓練を行うか？	嘔気・嘔吐の原因が明確であり，嘔吐がおさまり，全身状態が安定していると判断できる場合は，訓練を実施することを提案する．ただし，訓練を実施する際には，症状やバイタルサインの変化に注意し，訓練内容は患者の状態に応じて調整する必要がある．	8	0.132
CQ9-2　訓練中に嘔気・嘔吐が生じた場合はどのようにするか？	新規に発症した嘔気・嘔吐がある場合は，急性心筋梗塞，脳血管障害，腸閉塞，髄膜炎，大動脈解離等の重篤な疾患の可能性もある．このような疾患を疑う場合，原因が不明である場合や，その他のバイタルサインの異常を伴う場合は，当日の訓練は中止として，精査を行うことを推奨する．	9	0.132
CQ10-1　めまいがある場合に運動負荷を伴う訓練を行うか？	めまいは高頻度にみられる訴えであり，慢性的なめまいは予後良好なものであることも多い．原因が明確であり，全身状態が安定していると判断できる場合は，訓練を実施することを提案する．ただし，訓練を実施する際には，症状やバイタルサインの変化に注意し，訓練内容は患者の状態に応じて調整する必要がある．	8.5	0.132
CQ10-2　訓練中にめまいが生じた場合はどのようにするか？	新規に発症しためまいがある場合は，中枢神経疾患や循環器疾患等の重篤な疾患の可能性もある．このような疾患を疑う場合，原因が不明である場合や，その他のバイタルサインの異常を伴う場合は，当日の訓練は中止として，精査を行うことを推奨する．	9	0.012

CQ	推奨・回答	投票結果中央値	Disagreement Index
CQ11　訓練中に新たな痙攣が生じた場合はどのようにするか？	患者の安全を確保し，気道・呼吸・循環動態を確認しつつ，痙攣発作の様式を観察し，必要時には薬物治療を行う．当日の訓練は中止として，精査を行うことを推奨する．	9	0.132
CQ12-1　発熱している場合に運動負荷を伴う訓練を行うか？	発熱の原因が明確であり，全身状態が安定していると判断できる場合は，訓練を実施することを提案する．ただし，訓練を実施する際には，症状やバイタルサインの変化に注意し，訓練内容は患者の状態に応じて調整する必要がある．	9	0.132
CQ12-2　浮腫がある場合はどのようにするか？	新規に発症もしくは急速に増悪した浮腫がある場合は，心不全，静脈血栓塞栓症（深部静脈血栓症）等，重篤な疾患の可能性もある．このような疾患を疑う場合，原因が不明である場合や，その他のバイタルサインの異常を伴う場合は，当日の訓練は中止として，精査を行うことを推奨する．	9	0.132
第3章　安全対策			
CQ1-1　転倒対策はなぜ必要か？	医療機関において発生する事故として転倒は頻度が高く，骨折や頭蓋内出血等，重大な結果を生じる危険性もある．このため，転倒リスクのスクリーニングや予防対策を実施することを推奨する．	9	0.012
CQ1-2　転倒リスクのスクリーニングはどのように実施するか？	様々な転倒予測ツールが数多く報告されており，その一部では予測精度も検証されている．これらのツールを使用してスクリーニングを実施することを推奨する．	9	0.012
CQ1-3　転倒対策にはどのような方法があるか？	入院患者では転倒リスクをスクリーニングし，その結果に応じて多因子的な介入を実施することを提案する．	9	0.132
CQ1-4　訓練中に転倒が生じた場合はどのようにするか？	転倒事故の結果として骨折や頭蓋内出血を生じることがある．頭部を打撲している場合や，出血傾向がある場合，疼痛の訴えがある場合は，当日の訓練は中止として，精査を行うことを推奨する．	9	0.132
CQ2-1　窒息対策はなぜ必要か？	誤嚥により重篤な窒息を生じて気道閉塞が解除できなかった場合，高い確率で重大あるいは致死的な事故となる．このため，窒息対策を実施することを推奨する．	9	0
CQ2-2　窒息リスクのスクリーニングはどのように実施するか？	窒息は食物のほか気道分泌物等でも発生するため，リハビリテーション治療の実施に際しスクリーニングは必要である．スクリーニングは患者側と環境側のリスク因子等，多面的な評価を組み合わせて行うことを提案する．	9	0
CQ2-3　窒息対策にはどのような方法があるか？	食物の誤嚥による窒息事故を予防するには，患者の嚥下機能に適した形態の食事が提供されるシステムの整備，摂食時の見守り，事故発生時の緊急対応を行うことを提案する．	9	0
	異食による窒息予防には，認知機能と精神機能に関連したリスク評価と療養環境の整備を行うことを提案する．	9	0
CQ2-4　訓練中に窒息が生じた場合はどのようにするか？	窒息を生じた場合は，早期に徴候を認識して異物除去を行い，患者の反応がなくなった場合は心肺蘇生法を開始し，緊急システムへ連絡することを推奨する．	9	0
CQ3-1　チューブを使用している患者に対する安全対策はなぜ必要か？	患者の移動やリハビリテーション治療の実施に関連したチューブの事故抜去，接続のはずれ，経管栄養の気管内注入等の問題を生じる危険性があるため，対策を行うことを推奨する．	9	0.012
CQ3-2　チューブに関連した安全対策はどのようにするか？	チューブに関連した事故は，気管チューブ等，生命維持に直結するものもあり，移動等の際の手順や，チューブの種類に応じた基本的な対応手順等，場面と条件に応じた対策を行うことを推奨する．	9	0.132
CQ4-1　治療に関連した機器使用に対する安全対策はなぜ必要か？	酸素ボンベ・酸素吸入等の機器使用に関連した事故報告が多いほか，ベッド等の使用による有害事象も起きており，対策を行うことを推奨する．	9	0.132
CQ4-2　治療に関連した機器使用について安全対策はどのようにするか？	患者の治療環境で使用している治療機器（介護機器等を含む）の使用説明書や安全情報を把握し，起こり得る有害事象の評価，適応基準や使用手順の策定・保守管理等を含めたマネジメントを推奨する．	9	0.012
CQ5-1　患者や部位の誤認対策はなぜ必要か？	誤認は治療の実施時，薬剤投与，引継ぎ等の場面で生じており，重篤な影響を生じる危険性があるため，対策を行うことを推奨する．	9	0.132
CQ5-2　患者や部位の誤認対策はどのようにするか？	患者・部位等の確認の方法は施設ごとにおいて標準化を行い，1つの方法で確認ができない際（リストバンドが脱落している等）の手順を含めた対策を行うことを推奨する．	9	0.132

CQ	推奨・回答	投票結果中央値	Disagreement Index
CQ6-1　離院・離棟の対策はなぜ必要か？	離院・離棟は，様々な背景により生じるが，死亡を含む事故につながる危険性があるため，対策を行うことを推奨する．	9	0.012
CQ6-2　離院・離棟の対策はどのようにするか？	対策は，予防と事故発生時の対応それぞれについて行い，患者状態の評価，環境評価・調整，センサー類の利用，職員・家族教育，非薬物療法および薬物療法によるアプローチ等を，個別の患者の状況と施設の特性をふまえ，文化・社会的な面からも総合的に考慮して行うことを提案する．	9	0.132
第4章　感染対策			
CQ1　感染対策はなぜ必要か？	医療関連感染は発生頻度が高く，治療結果に重大な影響を与える可能性がある．このため，感染対策を実施することを推奨する．	9	0
CQ2　標準予防策はどのように実施するか？	標準予防策では手指衛生を遵守することが重要である．患者に接触する前，および患者や患者環境に接触した後，体液に曝露された可能性のある場合は，擦式アルコール製剤または石けんと流水にて手指衛生を実施することを推奨する．	9	0
	汗を除く血液や体液，分泌物，排泄物，傷のある皮膚，粘膜には伝播し得る病原微生物が含まれている可能性がある．これらへの接触が予想される場合は，あらかじめ手袋，マスク，ガウン等の個人用防護具を着用することを推奨する．	9	0.012
CQ3　特別な対策が必要な感染症や病原微生物はどのようなものがあるか？	以下の感染症や病原性微生物は発生頻度高いものや患者への影響が大きいものである．流行状況等に応じて適切な予防策を実施することを推奨する．多剤耐性菌，クロストリジウム・ディフィシル，インフルエンザウイルス，ノロウイルス，結核菌，水痘，麻疹，風疹，ムンプスウイルス，流行性角結膜炎，疥癬	9	0
CQ4　経路別感染予防策の方法はどのように実施するか？	病原微生物の感染経路に応じて，接触予防策，飛沫予防策，空気予防策の経路別感染予防策を実施することを推奨する．	9	0.012

索　引

■ 和名索引

あ

アウトブレイク　106
アクシデント　viii
悪性腫瘍　55
圧迫骨折　40
安全管理　2
安全管理体制　12

い

意識障害　32
異食　78
一次救命処置　33
一次性頭痛　43
医療安全管理者　7, 10
医療安全管理者養成課程講習会　12
医療安全推進室　12
医療過誤　15
医療関連感染　4, 100
医療関連機器圧迫創傷　88
医療機器等　87
医療事故　2, 10
医療事故情報収集等事業　2
医療事故調査・支援センター　10
医療事故調査制度　10
医療水準　15
医療の質　3
医療法　10
インシデント　viii, 2
インシデントレポート　69
院内緊急コール　10
インフルエンザウイルス　107
インフォームドコンセント　20

え

エビデンスの確実性　x

か

改訂水飲みテスト　75
ガイドライン　12
外部評価　101
過失（判断）　15, 17
肩関節周囲炎　40
カテーテル　83
カニューレ　83
化膿性関節炎・骨髄炎　55
肝硬変　57
患者誤認　4
感染経路別予防策　106
感染症　55
感染対策　100

き

危険予知トレーニング　8
気道異物　71
救急カート　5
急性冠症候群　38
急性心筋梗塞　48
急性腹症　46
教育（プログラム）　3, 7
胸部不快感　39
虚血性脳血管障害　43
起立性低血圧　25
緊急システム　80
緊急対応　77
緊張型頭痛　43

和名索引

緊張性気胸　38

く

空気予防策　109

くも膜下出血　43

け

痙攣重積発作　54

経路別感染予防策　108

血圧上昇　25

血圧低下　25

血管奇形　43

研修プログラム　7

腱板損傷　40

腱板断裂　40

こ

高血圧　26

膠原病　55

行動障害　95

誤嚥　71

呼吸器感染症　55

呼吸状態　35

個人情報保護法　13

個人用防護具　103, 104

誤注入　84

骨折　40, 60, 68

誤認　91

コミュニケーションエラー　3, 8

コールシステム　5, 10

さ

再発予防対策　2

裁判例の傾向　17

作業環境　11

擦式アルコール製剤　103

し

事故抜去　83

自己抜去　84

自殺企図　95

失神　32

失神性めまい　51

シミュレーション　10

12 誘導心電図　39

手指衛生　103

手指衛生の5つのタイミング　104

腫瘍　40, 51

小脳梗塞　49

小脳出血　49

情報伝達　91

情報漏洩　12, 13

静脈血栓塞栓症　57

除細動器　5

ショック　26

徐脈　29

心筋梗塞　39

心室性期外収縮　28

心臓突然死　29

迅速対応システム　25, 30

心肺蘇生法　80

深部静脈血栓症　57

心不全　36, 51, 57

腎不全　57

心房細動　28, 30

診療ガイドライン　15

診療ガイドラインと過失の傾向　18

診療ガイドラインの位置付け　17

診療記録　20

す

推奨グレード　xi

髄膜炎　43, 48, 53, 55

頭蓋内出血　60, 68

スキン-テア　88

119

索引

せ

世界保健機関　7, 13
接触予防策　108
説明義務　20
説明事項　20
前庭神経炎　50
せん妄　32

た

第三者評価　12, 13
大腿骨近位部骨折　60, 68
大動脈解離　38, 48
大動脈瘤破裂　46
多剤耐性菌　100

ち

窒息（事故）　71, 77, 80
中枢性めまい　51
チューブ　83
腸管壊死　46
腸閉塞　48

つ

椎間板ヘルニア　40
痛風　55

て

低栄養　57
転倒後の対応　69
転倒対策　60, 66
転倒発生率　60
転倒リスクのスクリーニング　63

と

頭部外傷　53
取り違え　91

に

二次性頭痛　43
日本医療機能評価機構　2, 13
尿路感染症　55

ね

熱中症　55

の

脳炎　53
脳血管障害　43, 48, 49, 51
脳出血　43
脳腫瘍　53
脳卒中　53
ノロウイルス　107

は

肺炎　55
敗血症　55
肺血栓塞栓症　35, 38, 58
ハザードドラッグ　85
判断能力　21
反復唾液嚥下テスト　74

ひ

非痙攣性てんかん発作　33
人は誰でも間違える　12
飛沫予防策　108
ヒヤリ・ハット　ix, 2, 11
病院機能評価事業　13

120

標準予防策　103
頻脈　29

ふ

不安定狭心症　39
複合性局所疼痛症候群　41
腹部大動脈解離　46
不整脈　28, 51

へ

変形性膝関節症　40
片頭痛　43

ほ

蜂窩織炎　57

ま

末梢性めまい　51
マニュアル　12
慢性閉塞性肺疾患　36

む

無断外出　94

め

メニエール病　50

ゆ

有害事象　ix, 2

り

離院　94
離棟　94
良性発作性頭位変換性めまい　50
臨床疑問　ix, 24
リンパ浮腫　57

れ

レジリエンス　8

欧名索引

ACLS（Advanced Cardiac Life Support）　6
AED（Automated External Defibrillator）　5
BLS（Basic Life Support）　6
Choke sign　81
CPF（Cough Peak Flow）　76
DSS（Dysphagia Severity Scale）　74
EAT-10　75
Heimlich 法　81
ISLS（Immediate Stroke Life Support）　33
J-HPES　11
JCI（Joint Commission International）　4, 13
KYT　8

MASA（The Mann Assessment of Swallowing Ability）　75
PCF（Peak Cough Flow）　76
PDCA サイクル　11
PICO　X
P-mSHELL　11
RCA（Root Cause Analysis）　3, 11
RRS（Rapid Response System）　25, 26
SBAR　8
SHEL　3, 11
WHO 患者安全カリキュラムガイド多職種版　7
WHO（World Health Organization）　7, 13

- **JCOPY** 〈(社)出版者著作権管理機構 委託出版物〉
  本書の無断複写は著作権法上での例外を除き禁じられています．
  複写される場合は，そのつど事前に，(社)出版者著作権管理機構
  （電話：03-3513-6969，FAX：03-3513-6979，e-mail：info@jcopy.or.jp）
  の許諾を得てください．
- 本書を無断で複製（複写・スキャン・デジタルデータ化を含みます）
  する行為は，著作権法上での限られた例外（「私的使用のための複
  製」など）を除き禁じられています．大学・病院・企業などにお
  いて内部的に業務上使用する目的で上記行為を行うことも，私的
  使用には該当せず違法です．また，私的使用のためであっても，
  代行業者等の第三者に依頼して上記行為を行うことは違法です．

リハビリテーション医療における安全管理・推進のための ガイドライン　第2版

ISBN978-4-7878-2285-7

2018 年 11 月 15 日　初版第 1 刷発行

編　　　集	公益社団法人　日本リハビリテーション医学会 リハビリテーション医療における安全管理・推進のためのガイドライン 策定委員会
発 行 者	藤実彰一
発 行 所	株式会社　診断と治療社
	〒 100-0014　東京都千代田区永田町 2-14-2　山王グランドビル 4 階
	TEL：03-3580-2750（編集）　03-3580-2770（営業）
	FAX：03-3580-2776
	E-mail：hen@shindan.co.jp（編集）
	eigyobu@shindan.co.jp（営業）
	URL：http://www.shindan.co.jp/
印刷・製本	三報社印刷株式会社

© 公益社団法人　日本リハビリテーション医学会, 2018. Printed in Japan.　　　[検印省略]
乱丁・落丁の場合はお取り替えいたします．